Florence Desachy

LAS ZOONOSIS

Transmisión de las enfermedades de los animales al ser humano

dve PUBLISHING

Traducción de Joan Artés Morata.

Fotografía de la cubierta de © Labat/Cogis.

Fotografías del interior de © Philippe Rocher salvo donde se indica otra procedencia.

ISBN: 979-8-89956-452-9

INTRODUCCIÓN

El término *zoonosis* viene del griego *zoon* (animal) y *nosos* (enfermedad) y fue creado en el siglo XIX por Rudolf Virchow. En 1959, la Organización Mundial de la Salud (OMS) definió las zoonosis como «enfermedades e infecciones transmisibles de un modo natural de los animales vertebrados al hombre y viceversa».

Hay microbios o parásitos que pueden afectar al hombre y que sólo son patógenos para él; por ejemplo, los agentes del sarampión. Del mismo modo, hay otros cuya peligrosidad se limita únicamente a una especie o a un número limitado de especies animales (peste porcina, peste bovina, mixomatosis...).

Sin embargo, existe otra categoría de agentes patógenos que comprende los que, en condiciones naturales, pueden provocar una enfermedad tanto en el hombre como en un animal. Son los agentes de las zoonosis.

Ese término no significa «enfermedad animal», sino «enfermedad (humana) transmitida por medio de animales».

Jack Russell
Terrier
© Labat/Rocher

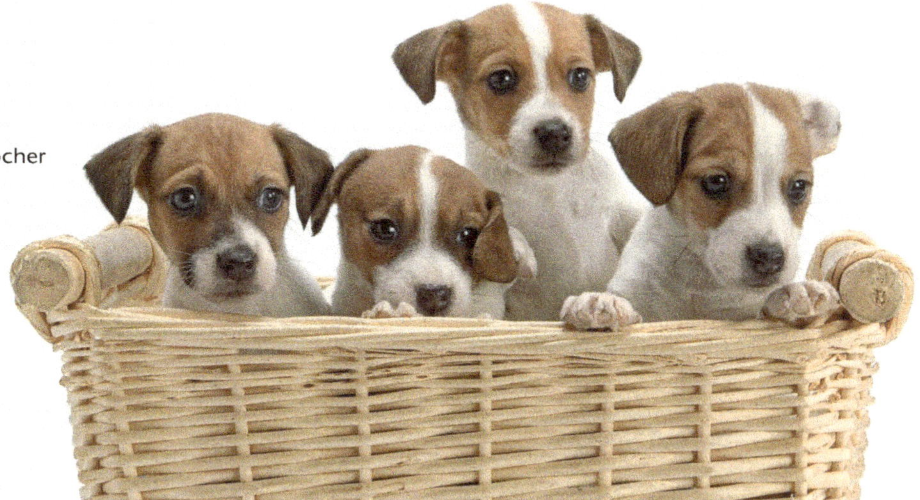

Diccionario breve

Animales vertebrados se trata de los mamíferos, las aves, los peces, los reptiles... tanto domésticos como salvajes (el término salvaje se refiere también a animales que viven en libertad o que son silvestres).

Transmisibilidad distingue las zoonosis de las enfermedades comunes al animal y al hombre que no implican una capacidad de transmisión, sino sólo una causa y circunstancias de desarrollo idénticas en el animal y en el hombre. Por ejemplo: raquitismo, avitaminosis, intoxicaciones...

Transmisión las zoonosis se transmiten sin la acción intencional del animal. Este modo excluye las enfermedades debidas a la transmisión experimental.

Viceversa subraya la reciprocidad, la intertransmisibilidad de las zoonosis que se ejerce de manera indistinta tanto en el sentido animal-hombre (lo más común), como en el sentido hombre-animal (incluso en el caso de que, en determinadas enfermedades, este sentido jamás se dé en la práctica; por ejemplo: la rabia).

Zooantroponosis se refiere a la transmisión del animal al hombre (mientras que *antroponosis* apunta a la transmisión del hombre al animal).

No se consideran zoonosis:

— las enfermedades transmitidas al hombre por animales que no están enfermos ni infectados (por ejemplo, serpientes a través de su mordedura);

— las enfermedades transmitidas por animales o productos de origen animal, que son simples vectores de microbios o parásitos específicamente humanos (por ejemplo,

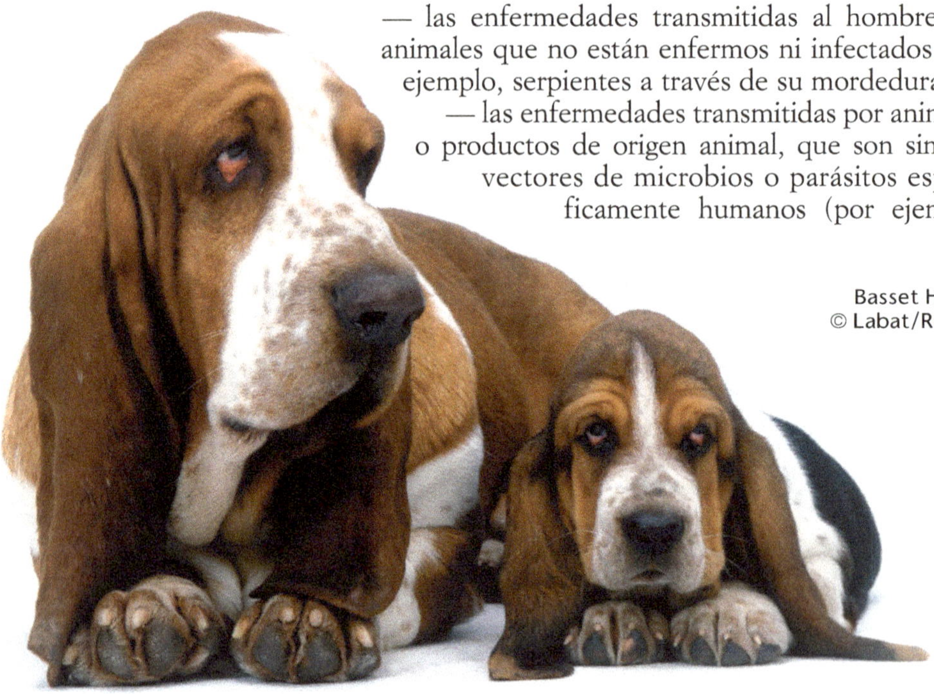

Basset Hound
© Labat/Rocher

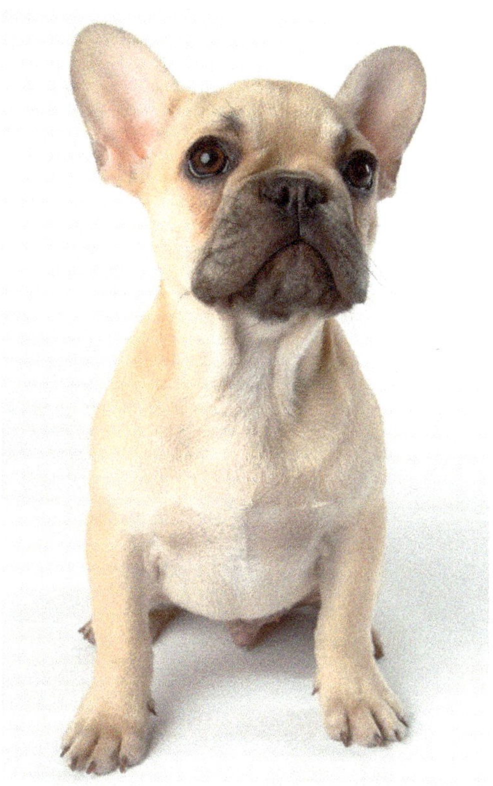

Bulldog francés © Labat/Rocher

escarlatina, poliomielitis, hepatitis vírica), transmitidas accidentalmente por medio de la leche, la carne, etc., procedentes de animales indemnes, pero infectados por personas portadoras de los gérmenes.

Importancia de las zoonosis

La importancia de las zoonosis se corresponde con su número y su gravedad desde el punto de vista sanitario.

Su número puede ser muy elevado. La infección humana sólo es posible si existe la infección animal correspondiente.

La gravedad de las zoonosis desde el punto de vista sanitario puede ser muy diversa, según el agente causante. Algunas son mortales, como la rabia; la mayor parte son graves (brucelosis, tuberculosis...); otras, por lo general, son benignas, como la fiebre aftosa.

En función de su frecuencia y de su gravedad en el hombre, las zoonosis se dividen en varias categorías:

ZOONOSIS MAYORES

son las más frecuentes o las más graves: rabia, brucelosis...;

ZOONOSIS MENORES

raras y benignas: fiebre aftosa;

ZOONOSIS EXCEPCIONALES

que pueden ser benignas (enfermedad de Aujeszky —o pseudorrabia—) o muy graves (encefalitis B, enfermedad de Marburg).

Algunas zoonosis se dan en la mayor parte de los países: salmonelosis, leptospirosis, rabia; otras son más raras o se localizan en determinadas regiones: virosis producidas por virus arbor, muermo equino, peste...

Clasificación de las zoonosis

Esta clasificación se fundamenta en la frecuencia y en la gravedad médica de la enfermedad en el hombre.

La frecuencia se valora según la importancia de la intervención del animal en la transmisión al hombre (la listeriosis se encuadrará en las zoonosis menores, ya que es raro que su origen sea directamente animal).

Para un gran número de zoonosis, el cuadro clínico puede ir desde la infección hasta la enfermedad mortal.

El aspecto económico de la enfermedad en el animal no se toma en consideración.

ZOONOSIS MAYORES

Zoonosis	Frecuencia	Gravedad	Presencia en Europa Occ.
Brucelosis	++	+++	Sí
Carbunco	++	++	Sí
Encefalomielitis del Este (de Estados Unidos), del Oeste (de Estados Unidos), venezolana	+	+++	No
Fiebre amarilla	+	++++	No
Fiebre de Lassa	+/−	++++	No
Leptospirosis	++	+++	Sí
Muermo	+/−	+++	No
Peste	+	+++	No
Psitacosis	+	+++	Sí
Rabia	+	++++	Sí
Salmonelosis	+++	++	Sí
Tifus murino	+/−	+++	No
Tuberculosis	+	+++	Sí

Fila brasileño © Labat/Rocher

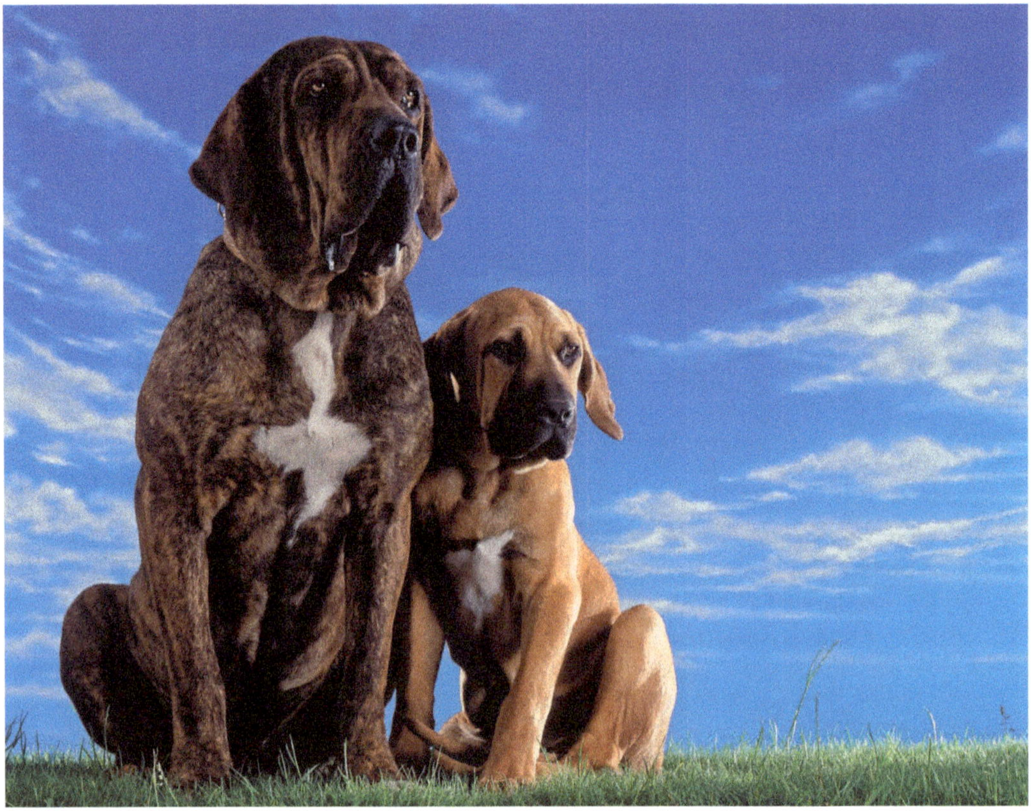

ZOONOSIS MENORES

Zoonosis	Frecuencia	Gravedad	Presencia en Europa Occ.
Borreliosis	+	+	No
Campilobacteriosis	++	+	Sí
Coriomeningitis linfocitaria	+/−	++	Sí
Ectima	+/−	+	Sí
Encefalitis de la garrapata	+	++	Sí
Encefalitis del Nilo occidental	+/−	+	Sí
Encefalomiocarditis	+/−	+	No
Enfermedad de Newcastle	+/−	+	No
Enfermedad por arañazo de gato (EAG)	+	+	Sí
Erisipeloide	+/−	+	Sí
Estafilococias	+/−	+/−	Sí
Estomatitis vesicular	+/−	+	No
Estreptobacilosis	+/−	+	No
Estreptococias	+/−	+	Sí
Fiebre aftosa	+/−	+/−	No
Fiebre botonosa	+	++	Sí
Fiebre del valle del Rift	++	++	No
Listeriosis	+/−	++	Sí
Melioidosis	+	++	Sí
Ornitosis	+/−	+	Sí
Pasteurelosis	++	+	Sí
Pseudotuberculosis	+	+	Sí
Sodoku (fiebre por mordedura de ratas)	+/−	+	No
Tularemia	+	++	Sí
Yersiniosis por yersinia enterocolítica		+	+ Sí

ZOONOSIS EXCEPCIONALES

Benignas	enfermedad de Aujeszki, enfermedad de Yaba, estomatitis papulosa bovina, gripe, pseudocowpox, shigelosis, vaccinia, viruela de las vacas (cowpox)
Graves	Ébola, enfermedad de Marburg, hepatitis vírica A, herpes virus B, viruela simia (monkeypox)

N. B.: las zoonosis «potenciales» o «inciertas» son enfermedades comunes de las que se sospecha la transmisibilidad, pero no se ha probado.

Manifestaciones clínicas de las zoonosis

Estas son infinitamente variadas tanto en el hombre como en el animal. Pueden ser predominantemente septicémicas, nerviosas, digestivas, respiratorias, cutáneas, relativas a las mucosas..., de evolución más o menos rápida, más o menos grave...

- Las «zoonosis aparentes» o «fanerozoonosis» son las que se manifiestan clínicamente en el hombre y en el animal; son las denominadas «isosintomáticas», cuando los síntomas son idénticos (por ejemplo, rabia, muermo), y «anisosintomáticas», cuando difieren (por ejemplo, erisipeloide, enfermedades de tipo septicémico graves en los animales y menos graves en el hombre).

- Las «zoonosis no aparentes» o «criptozoonosis» son clínicamente no aparentes en el animal en el origen de la enfermedad humana (por ejemplo, ornitosis, meningitis porcina, fiebre Q...). El hombre es, entonces, el «revelador» de la infección animal no aparente.

Las fuentes de la infección

Las fuentes de la infección humana son muy numerosas: el animal vivo, los cadáveres, los productos animales y todos aquellos objetos que puedan estar contaminados.

Para los animales vivos, puede tratarse de una infección visible o de una infección no aparente.

Los riesgos de infección varían con el grado de manifestación clínica. Así, con motivo de una septicemia animal (carbunco, erisipeloide, tularemia...), el medio externo está ampliamente contaminado por las secreciones, las excreciones, etc.

La infección del hombre por el animal vivo se realiza de modo más o menos traumático o, lo que es más frecuente, de manera no aparente. Cabe citar al respecto, por ejemplo, las mordeduras (rabia, sodoku, pasteurelosis...).

Los animales muertos, sus restos, los productos alimentarios, los productos elaborados pueden constituirse en otras tantas fuentes de infección, junto con la globalidad del medio exterior (sol, aire, agua, objetos...).

Hay cuatro tipos de zoonosis, según las condiciones de la infección:

1. Zoonosis profesionales: contraídas en el desarrollo normal de una actividad cuyos profesionales se hallan expuestos al contacto con animales vivos, cadáve-

res, carcasas y distintos productos de origen animal (criadores, matarifes, carniceros, trabajadores del cuero, las pieles, la lana, veterinarios). En España, en la relación de «enfermedades profesionales» se encuentran algunas zoonosis y se toman en consideración para determinadas categorías profesionales, de conformidad con los Reales Decretos de 12 de mayo de 1978 y de 12 de mayo de 1997 (este último relativo a la protección de los trabajadores contra los riesgos relacionados con la exposición a agentes biológicos durante el desarrollo de su actividad profesional).

2. Zoonosis accidentales: consecuencia de una contaminación imprevisible o difícilmente previsible, «accidental», como la rabia (a causa de mordedura), la brucelosis, la salmonelosis (tras la absorción de un producto de origen animal aparentemente sano).

3. Zoonosis vinculadas al ocio: contraídas con ocasión de distintas actividades «no profesionales», caso de la leptospirosis tras un baño en aguas sucias, la tularemia en el transcurso de una cacería, la brucelosis después de una acampada en un prado por donde han pasado ovejas infectadas...

4. Zoonosis familiares: transmitidas a los moradores de la casa por los animales «de compañía»: enfermedad por arañazo de gato (EAG), psitacosis, coriomeningitis tuberculosa, equinococosis.

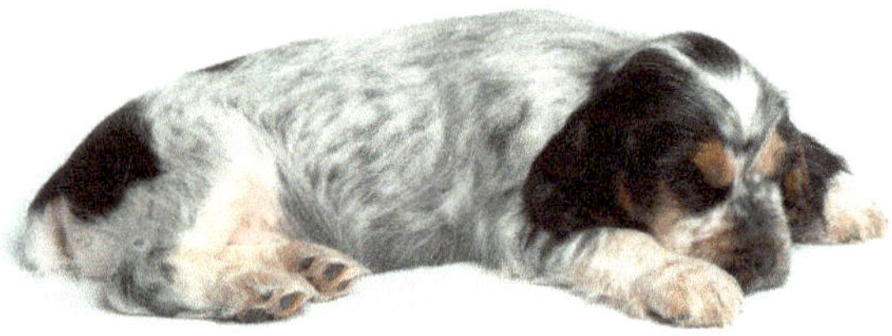

ENFERMEDADES PROFESIONALES INFECCIOSAS Y PARASITARIAS

(Real Decreto 1995/1978 del 12 de mayo)

Enfermedades infecciosas o parasitarias transmitidas al hombre por los animales o por sus productos y cadáveres (para el tétanos se incluirán también los trabajos con excretas humanas y animales)
Trabajos susceptibles de poner en contacto directo con animales, vectores o reservorios de la infección o sus cadáveres
Manipulación o empleo de despojos de animales
Carga, descarga o transporte de mercancías
Personal al servicio de laboratorios de investigación biológica o biología clínica (humana y veterinaria) y especialmente los que comporten utilización o cría con fines científicos
Personal sanitario al servicio de hospitales, sanatorios y laboratorios

La mejor manera de eliminar el riesgo de contraer infecciones zoonóticas de origen profesional consiste en suprimir reservorios y vectores, los agentes de las mismas. Cuando esto es difícil de alcanzar o en determinadas ocasiones imposible, deben adoptarse un conjunto de medidas de carácter preventivo que consisten en: disponer de una metodología de trabajo adecuada, uso de equipos de protección individual certificados y proporcionar al personal expuesto la vacunación o quimioprofilaxis específica para cada caso. (Centro Nacional de Condiciones de Trabajo, Ministerio de Sanidad.)

LISTA DE ZOONOSIS ATRIBUIBLES AL TRABAJO EN GANADERÕA

(Fuente: Organización Internacional del Trabajo)

1. Ascaridiasis
2. Brucelosis
3. Campilobacteriasis
4. Carbunco
5. Criptosporidiosis
6. Dermatosis zoofílicas
7. Ectima contagioso
8. Enfermedad de Lyme
9. Erisipeloide
10. Esquistosomiasis
11. Estomatitis aftosa epizoótica
12. Fiebre Q
13. Helmintiasis
14. Hidatidosis
15. Histoplasmosis
16. Leptospirosis
17. Melioidosis
18. Muermo
19. Ornitosis
20. Psitacosis
21. Rabia
22. Rickettsiosis
23. Tétanos
24. Toxocara
25. Toxoplasmosis
26. Triquinosis
27. Tuberculosis
28. Turalemia

ZOONOSIS INFECCIOSAS QUE FIGURAN EN LA LISTA DE LAS ENFERMEDADES HUMANAS DE DECLARACI" N OBLIGATORIA

(Fuente: Organización Mundial de la Salud)

1. Fiebre tifoidea y paratifoideas
2. Tifus exantemático / otras rickettsiasis
3. Viruela
4. Escarlatina
5. Rubeola
6. Difteria
7. Sudamina
8. Cólera
9. Peste
10. Fiebre amarilla
11. Disentería bacilar / disentería amibiana
12. Toxiinfecciones alimentarias colectivas
13. Meningitis cerebroespinal por meningococos
14. Poliomielitis anterior aguda
    - Formas paralíticas
    - Formas encefálicas
    - Formas meníngeas
15. Tracoma
16. Brucelosis
17. Lepra
18. Leptospirosis icterohemorrágica / otras leptospirosis
19. Psitacosis
20. Tétanos
21. Tifus recurrente (fiebre recurrente)
22. Tos ferina
23. Tularemia
24. Paludismo primario autóctono
25. Toxicosis infecciosa infantil del primer año en colectividad
26. Tiñas
27. Tuberculosis
28. Carbunco
29. Rabia clínica
30. Hepatitis presumiblemente víricas

Modos de contaminación

Es muy importante conocer los modos de contaminación, puesto que permiten disponer una serie de medidas preventivas específicas para cada afección.

Medidas muy simples, como pasar el aspirador, pueden ser eficaces contra los agentes que se transmiten por el aire. El evitar tocar un animal permite combatir las transmisiones por contacto.

Transmisiones por contacto

«Contacto» no se refiere a estar tocando al animal las veinticuatro horas del día: una simple caricia puede bastar para establecer un contacto contaminante. Este puede ser voluntario (tocarlo) o involuntario (mordedura).

Las personas más susceptibles a la transmisión por el tacto son sobre todo los niños. Las zonas más expuestas son con frecuencia el cuello y las manos.

En relación con las afecciones cutáneas, una sola caricia puede ser suficiente para provocar la afección.

En los casos de mordeduras o arañazos, los virus o las bacterias transmitidas por los animales causantes se propagan por vía sanguínea.

Las mordeduras de gato son finas y profundas; los gérmenes presentes en la

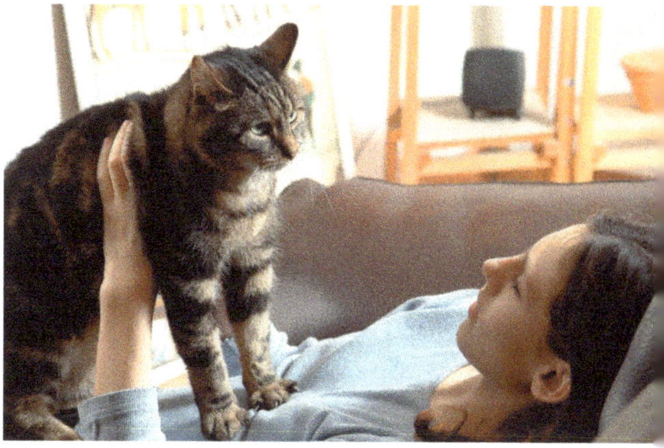

Los niños son, en general, los más proclives a la transmisión por el tacto

¡Cuidado con los gestos de ternura, si el animal está enfermo!

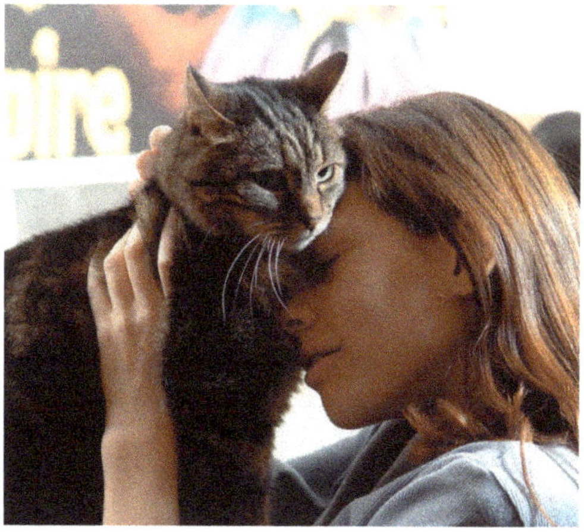

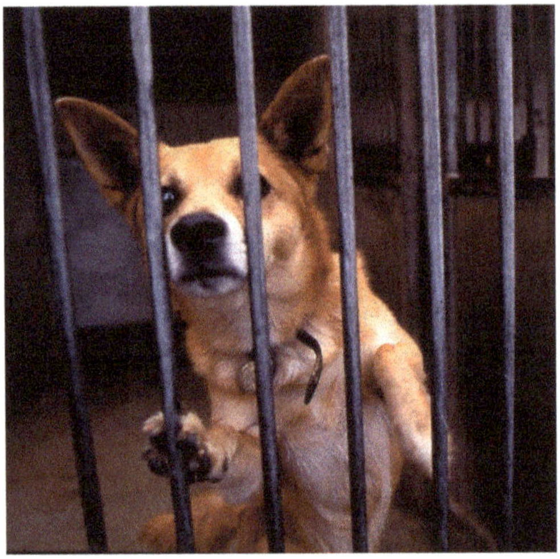

Un simple mordisquito puede transmitir virus y bacterias

LAS VÍAS CUTÁNEA Y MUCOSA

Estas vías permiten una infección por contacto directo con el animal o bien a través de la manipulación de objetos contaminados por secreciones.
Los ácaros conservan esa capacidad de infectar durante un máximo de quince a veinte días, mientras que, si se trata de esporas de champiñón, el periodo puede alargarse a muchos meses.
Las vías cutánea y mucosa son las vías de trasmisión, por ejemplo, de la tularemia y de las leptospirosis.
Un caso particular de transmisión con efracción de la barrera cutánea: la transmisión por mordedura.

garganta de este animal pueden penetrar en la piel y provocar una infección.

Se distinguen tres categorías de afecciones transmitidas por mordedura —o picadura— animal:

— infecciones diversas por contaminantes inespecíficos introducidos en las heridas;

— zoonosis transmitidas esencialmente por mordedura (rabia, pasteurelosis, sodoku);

— zoonosis transmitidas accidentalmente por mordedura (leptospirosis, tularemia).

Transmisión

El agente transmitido por contacto se desarrolla bien en la superficie de la piel, provocando lesiones cutáneas, bien en el sistema general, por efracción de la piel (herida ya existente o causada por arañazo o mordedura).

Ejemplos: rabia, mordedura; tiña, caricia; tularemia, contacto.

Prevención

Para evitar infecciones por contacto, es importante enseñar a los niños (en particular, a los más traviesos) a no acercar la cara al animal, a no molestarlo.

- Evitar que el rostro entre en contacto con el animal.
- Lavarse las manos después de tocar al animal.
- No tocar a los animales que son desconocidos.
- No tocar ningún animal en libertad (en la naturaleza).

LOS AGENTES TRANSMITIDOS

Los agentes responsables de las zoonosis pueden ser:
— helmintos (nematodos, cestodos...), gusanos digestivos,
— protozoos (en el caso de las toxoplasmosis, leishmaniasis...),
— bacterias (en la enfermedad por arañazo de gato, brucelosis, leptospirosis...),
— virus (por ejemplo, en la rabia),
— micosis (caso de la tiña),
— parásitos externos (en la sarna)...

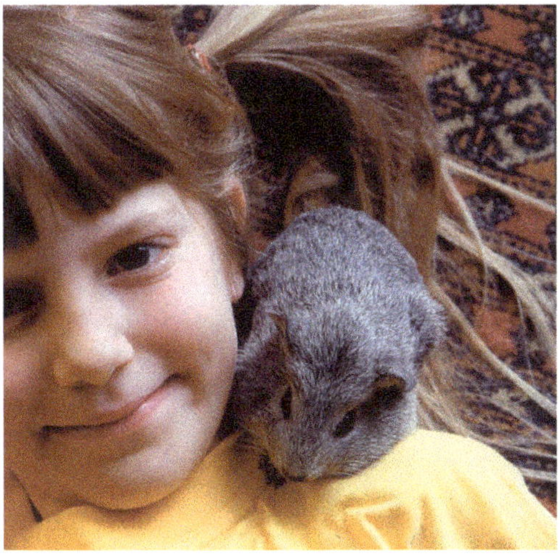

Evitar el contacto con la cara

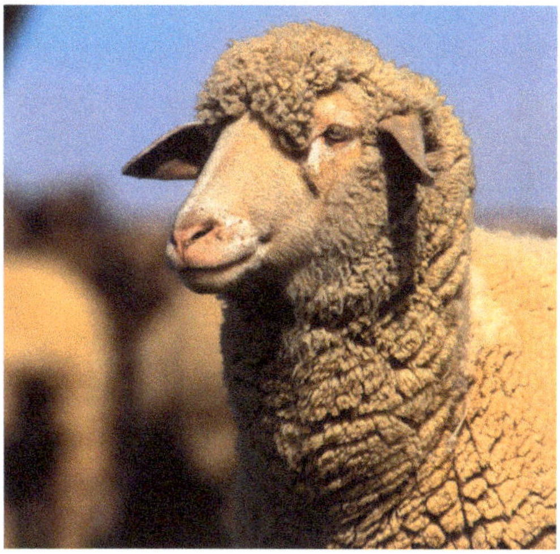

En plena naturaleza, evitar tocar animales

Higiene de las manos

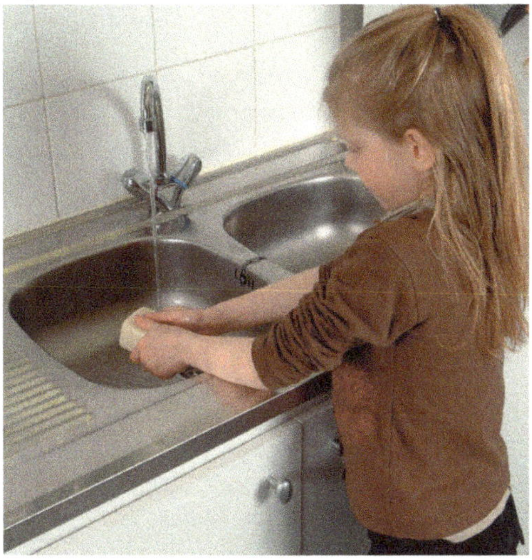

Habitualmente, se distinguen dos modalidades de transmisión; por una parte, la transmisión directa; por otra, la indirecta, que requiere de la intervención de vectores.

• La transmisión directa requiere de un contacto estrecho entre el animal enfermo y el hombre, que puede ser de distinta naturaleza:

— el roce con la piel y las mucosas (caricias y abrazos) permite, por ejemplo, la transmisión de la tiña pero también de la sarna;

— los mordiscos, mordeduras y arañazos favorecen —entre otros— el contagio de la pasteurelosis;

— el contacto con un cadáver propicia la transmisión de la tularemia y de otras patologías.

• La transmisión indirecta tiene lugar a través de un intermediario entre el animal enfermo y el hombre, que puede tener lugar mediante:

— productos de origen animal; básicamente, los orines y heces de los animales enfermos.

— soportes contaminados:

a) el agua contaminada por las deyecciones puede determinar, por ejemplo, la transmisión de la salmonelosis;

b) el aire portador de partículas infecciosas propaga la ornitosis-psitacosis;

c) el suelo polucionado por deyecciones, orines e incluso cadáveres pueden encontrarse en el origen de las llamadas infecciones telúricas;

LAS MORDEDURAS

Dos tercios de las mordeduras de animales, según las estadísticas del Instituto Pasteur, corresponden a perros. En el 21,3 % de los casos, las víctimas serían niños. El riesgo para los chicos es superior en un 40 %, tal vez porque sus juegos son más violentos.
Al parecer, los niños pequeños son los que sufren en mayor medida las mordeduras, quizá por un exceso de confianza y por el desconocimiento de los riesgos en que incurren y de las reacciones de los canes.

Entre las causas generales de las mordeduras, cabe distinguir estas cuatro:
— el miedo;
— el cuestionamiento jerárquico, al cual pueden añadirse problemas de territorio;
— el dolor;
— un estado patológico.

El miedo motiva la mordedura cuando el perro se siente atrapado y no se puede zafar del niño que quiere jugar con él, de modo más o menos violento. Tales mordeduras o mordiscos suelen ser graves, ya que el animal no controla su intensidad, y en la cara.
El cuestionamiento jerárquico se da en el caso de perros mal socializados, a los que se les ha permitido asumir una posición dominante en el seno de la familia. Son agresiones en las que el cuestionado es un niño que ha crecido y se adentra en la pubertad; entonces se instala una relación de fuerza, a través de la que el niño persigue afirmar su autoridad. Esa relación de poder, según las circunstancias, puede actuar como desencadenante; el ataque puede producirse aun cuando se trate de animales bien socializados. Por lo general, este tiene lugar cuando ya ha habido una multitud de signos que venían anunciándolo, por lo que, en la mayor parte de los casos, podría haberse evitado. Así pues, el proceso de agresión se desarrolla en tres fases: advertencia, paso a la acción (mordedura), apaciguamiento. El hecho de conocer —y sobre todo de reconocer— esta secuencia es importante en la prevención de los riesgos. Una buena parte de la misma parece que debería ser guiada por el facultativo, directa o indirectamente. Directamente, su función conlleva desentrañar los problemas que puedan dar lugar a ataques por parte del perro, sea por anomalías en su comportamiento, de enfermedades que causan dolor o una deficiente percepción de los estímulos exteriores. Muchas de estas disfunciones podrán ser tratadas terapéuticamente.

d) el mobiliario y los objetos utilizados en el cuidado de los animales (comederos, abrevaderos, esterillas, cepillos...) pueden propagar la tiña;

— seres vivos que inciden en la transmisión de los agentes patógenos: los vectores son los artrópodos.

En el primer caso, el agente patógeno no se multiplica en el organismo del vector; este último lo transmite depositándolo en el hombre o inoculándoselo.

En el segundo caso, el agente patógeno se multiplica dentro del patógeno, como por ejemplo el virus arbor.

Este tipo de transmisión se evita con las medidas elementales de prevención: educación, higiene y prudencia.

Transmisión: por picadura

Los animales que pican

Son esencialmente los mosquitos, los flebótomos, ciertas moscas y algunos parásitos: pulgas, garrapatas. En general, son las hembras las que pican.

Los flebótomos (una clase de mosquitos) se encuentran en el origen de la leishmaniasis tanto en el perro como en el niño.

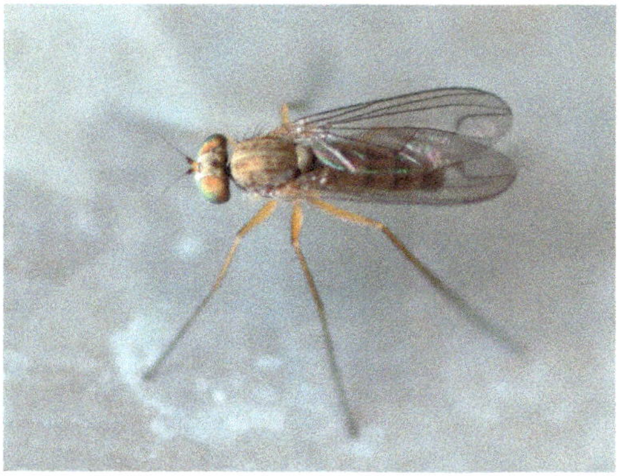

Mosquito

Mosca

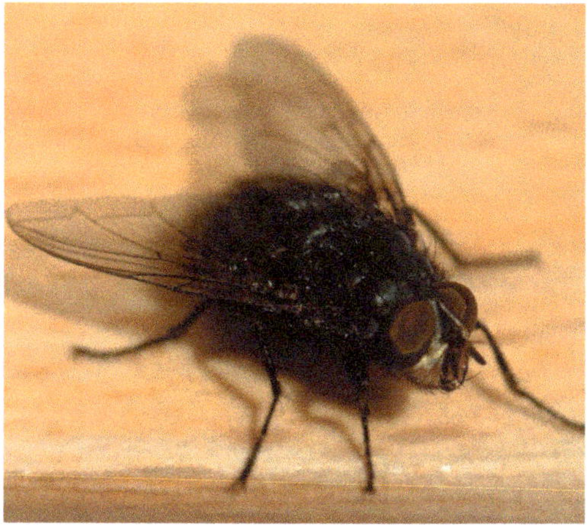

Las garrapatas son acáridos que se nutren de la sangre de numerosos animales, entre los cuales se halla eventualmente el hombre.

Pueden actuar como mecanismo de transmisión, tanto en el perro como en el hombre, de la enfermedad de Lyme.

Las garrapatas también pueden intervenir, del mismo modo, en otras enfermedades que contraen los perros, los conejos y distintos roedores, transmisibles al hombre (a través de aquellos): se trata de la fiebre botonosa. Esta enfermedad por lo general pasa desapercibida en el animal. Puede encontrarse en el hombre en el Sur mediterráneo, sobre todo en verano.

Transmisión

Normalmente, tiene lugar a través de la saliva. El animal agresor «inyecta» su saliva mientras realiza su toma de sangre y es entonces cuando transmite el agente infeccioso.

Las afecciones transmitidas son con frecuencia afecciones generales que se propagan por la sangre.

Prevención

La primera medida se centra en combatir a los animales que pican, en el medio exterior.

La segunda es la lucha contra los parásitos en el animal, con la ayuda de antiparasitarios externos.

¡No hay que meterse los dedos en la boca!

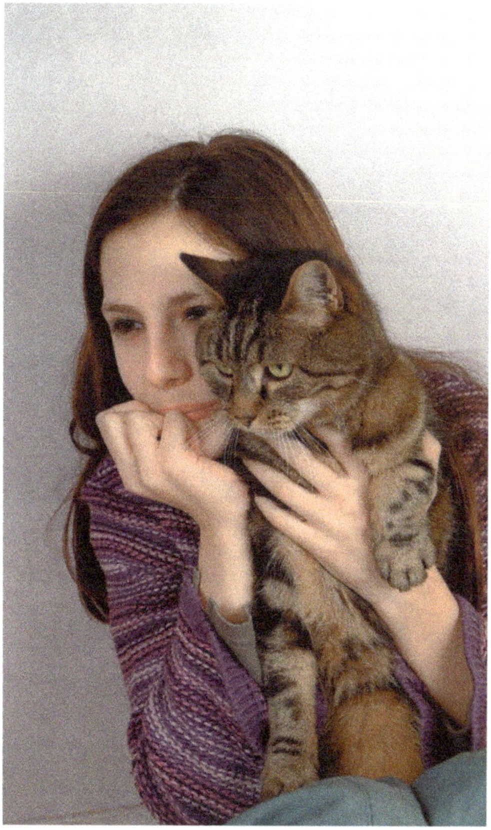

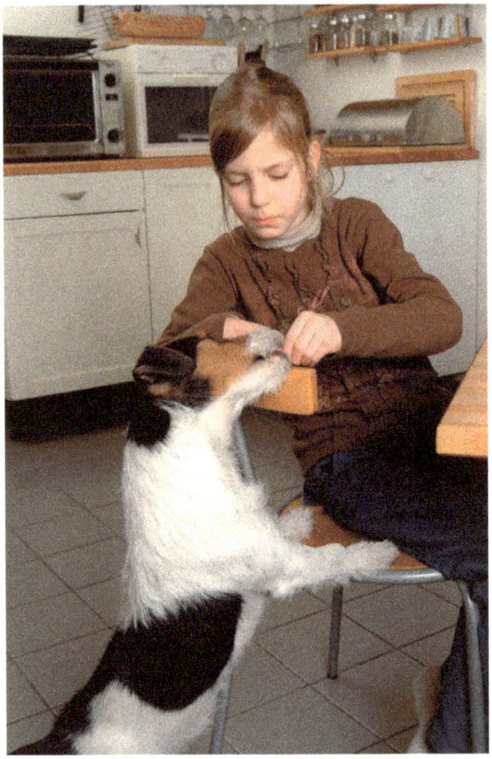

No tocar el animal estando a la mesa

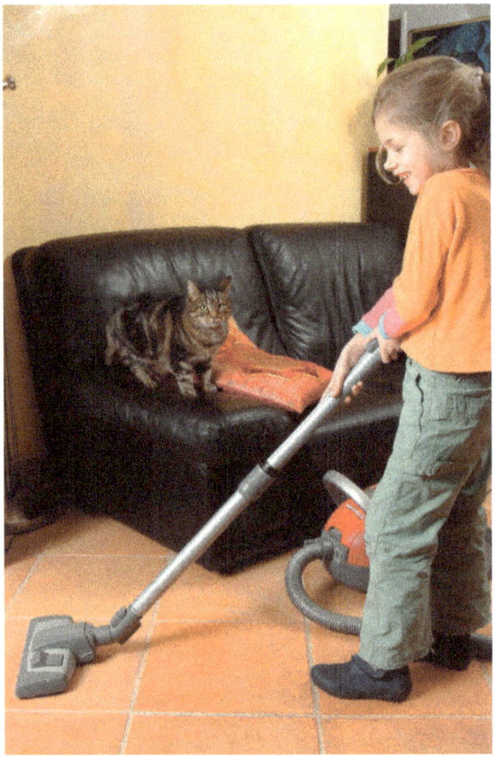

Pasar regularmente el aspirador es un medio de combatir los agentes de transmisión

La cocina no es el sitio adecuado para nuestros animales

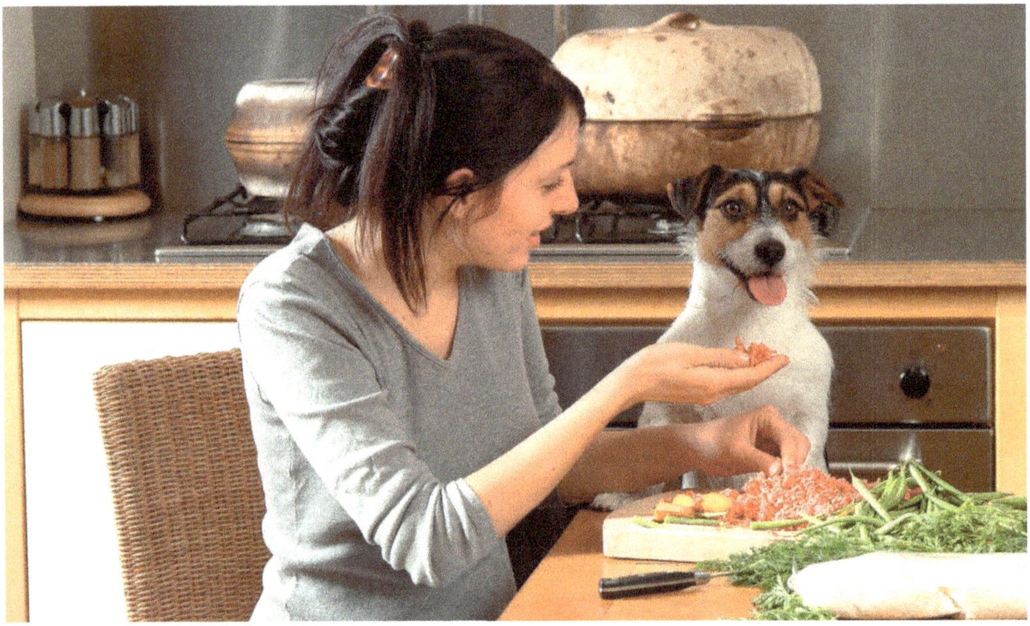

Transmisión: por ingestión

La ingestión puede producirse al comer un alimento contaminado o sencillamente al meterse los dedos en la boca tras haber acariciado a un animal.

El alimento contaminado puede consistir en productos derivados de animales de granja o de explotaciones ganaderas (carne, leche, huevos...) o en productos elaborados a partir de estos (queso y otros productos lácteos, etc.).

El agente infeccioso ingerido traspasa la barrera del intestino y penetra en el organismo.

Prevención

Consiste en el control sanitario de los animales productores y en la higiene cotidiana (lavarse las manos).

Transmisión: por inhalación

Se trata de inhalación de polvo que contiene agentes infecciosos (que esencialmente «vuelan», de tipo filamentoso: as-

Noción de portador

El portador es un animal susceptible de transmitir un germen, virus o parásito al hombre sin manifestar síntoma alguno de la enfermedad. El peligro radica, pues, en un animal que, gozando de buena salud, se encuentra infectado. Cuando una enfermedad aparece en el hombre, es importante identificar los animales con los que el enfermo ha estado en contacto y averiguar cuál es el agente infeccioso en el animal sano. Muchas zoonosis son transmitidas por portadores.

Cavaliers King Charles

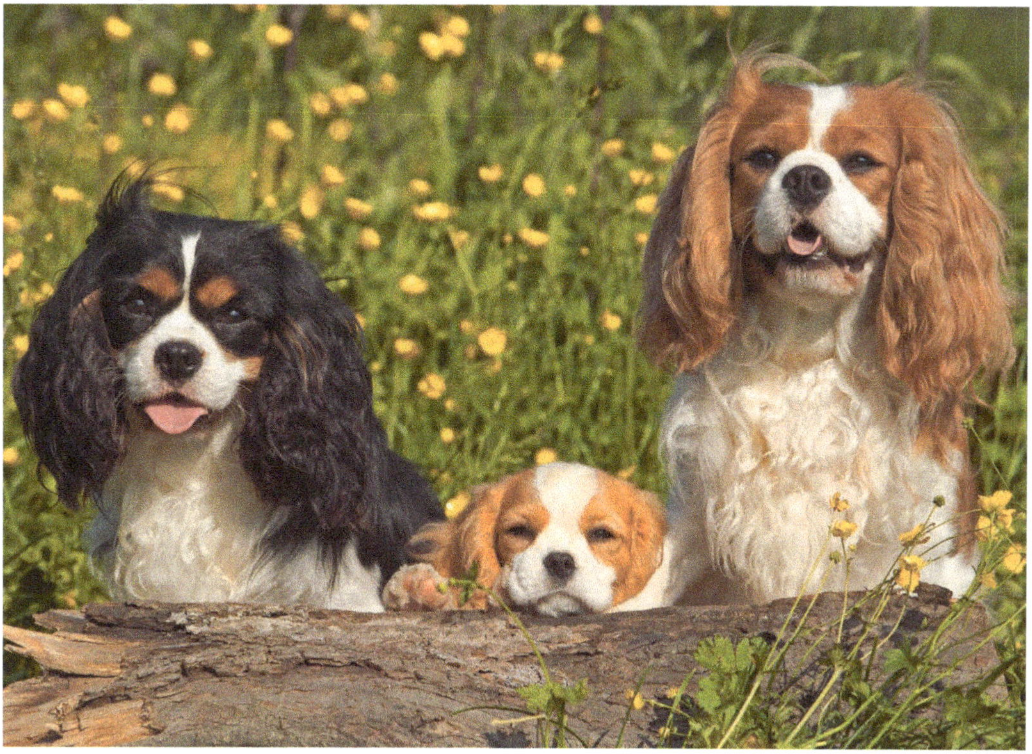

pergilosis...); las aves son la principal fuente de contaminación.

El agente responsable de una zoonosis, eventualmente, puede hallarse en suspensión en el aire ambiente.

Cuando la enfermedad se manifiesta a través de síntomas respiratorios, el agente causante puede estar en suspensión a raíz de un acceso de tos.

En el caso de que las materias virulentas estén constituidas por heces, su expulsión, así como los movimientos del animal, aseguran la dispersión del agente causante en el aire ambiente.

Transmisión
Se realiza por el aire.

Prevención
La aireación es primordial; pasar el aspirador puede ser un medio muy eficaz de combatir la transmisión.

Especies implicadas

Distinguiremos aquí entre animales de compañía, animales de granja o de explotaciones ganaderas, y animales salvajes (o en libertad).

La infección a través de animales de compañía tiene lugar sobre todo por medio del contacto, mientras que en el caso de los animales de granja o de explotaciones ganaderas se produce por mediación de sus productos derivados.

En cuanto a los animales salvajes, sus enfermedades se transmiten por medio de sus mordeduras —o picaduras— o por contacto con cadáveres.

Carnívoros domésticos

Bacterias
Brucella canis (perro): brucelosis
Campylobacter jejuni (cachorro lactante de perro): campilobacteriosis
Chlamydia (gato): enfermedad por arañazo de gato (EAG)
Leptospira canicola (perro): leptospirosis
Mycobacterium bovis y mycobacterium tuberculosis: tuberculosis
Pasteurella multocida: pasteurelosis y bacterias vecinas grupo EF4, IIJ, M5, DF2...
Rickettsia coronii: fiebre botonosa
Yersinia pseudotuberculosis (gato): pseudotuberculosis
Virus
Virus de la rabia

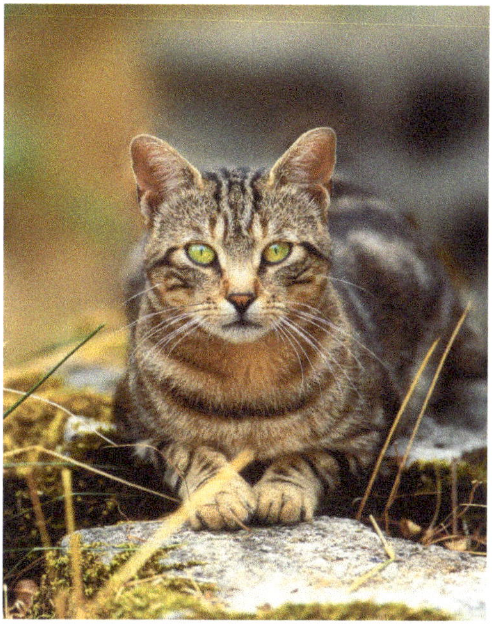

Gato europeo

Bovinos

Bacterias

Bacillus anthracis: carbunco

Brucella abortus: brucelosis

Campylobacter jejuni: campilobacteriosis

Coxiella burnetii: fiebre Q

Leptospira: leptospirosis

Listeria monocytogenes: listeriosis

Mycobacterium bovis: tuberculosis

Pasteurella multocida: pasteurelosis

Salmonella: salmonelosis

Virus

Virus de la viruela de las vacas (cowpox)

Virus del pseudocowpox

Virus de la estomatitis papulosa bovina

Virus de la rabia

Virus de la estomatitis vesicular contagiosa

Virus del afta

Virus de la fiebre del valle del Rift

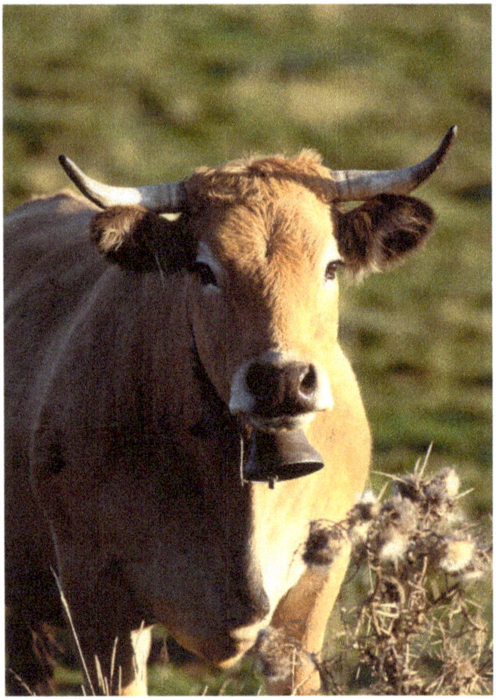

Vaca de Aubrac

Ovejas y cabras

Bacterias

Bacillus anthracis: carbunco

Brucella melitensis: brucelosis

Campylobacter jejuni: campilobacteriosis

Coxielia burnetii: fiebre Q

Erysipelothrix rhusiopathiae: erisipeloide

Listeria monocytogenes: listeriosis

Mycobacterium bovis: tuberculosis

Pasteurella multocida: pasteurelosis

Salmonella: salmonelosis

Virus

Virus del ectima contagioso

Virus de la rabia

Virus de la estomatitis vesicular contagiosa

Virus del afta

Varios virus arbor louping ill, encefalitis de Europa central, enfermedad del carnero de Nairobi, fiebre del valle del Rift

Cabra

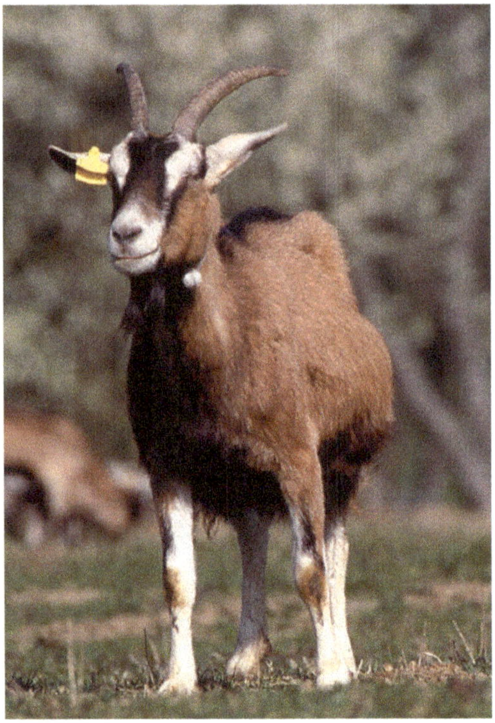

Caballos

Bacterias
- Bacillus anthracis: carbunco
- Brucella abortus: brucelosis
- Leptospira: leptospirosis
- Pasteurella multocida: pasteurelosis
- Pseudomonas mallei: muermo
- Pseudomonas pseudomallei: melioidosis
- Salmonella: salmonelosis

Virus
- Virus de la rabia
- Virus de la estomatitis vesicular
- Virus aftoso
- Varios virus arbor: encefalitis del Este y del Oeste (de Estados Unidos), de Venezuela, del Nilo, Tahyna...

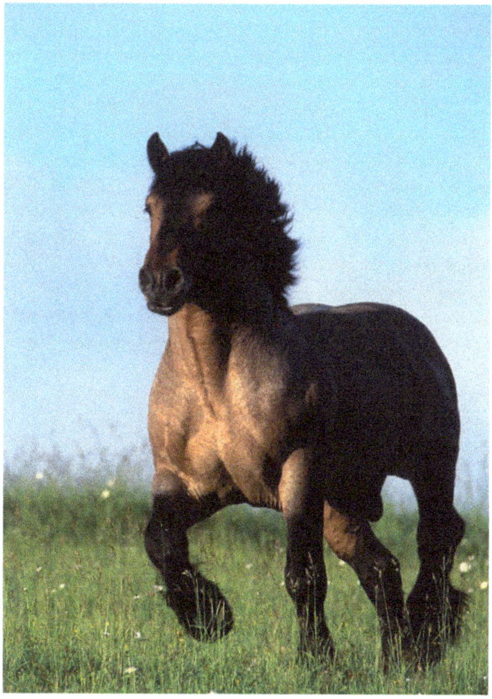

Caballo al galope

Cerdos

Bacterias
- Bacillus anthracis: carbunco
- Brucella suis: brucelosis
- Erysipelothrix rhusiopathioe: erisipeloide
- Leptospira: leptospirosis
- Mycobacterium bovis: tuberculosis
- Pasteurella multocida: pasteurelosis
- Salmonella: salmonelosis

Virus
- Virus de la rabia
- Virus de la estomatitis vesicular
- Virus de la enfermedad vesicular de los suidos
- Virus del afta
- Virus de la encefalomiocarditis
- Varios virus arbor, encefalitis japonesa B
- Virus de la gripe

Cerdo

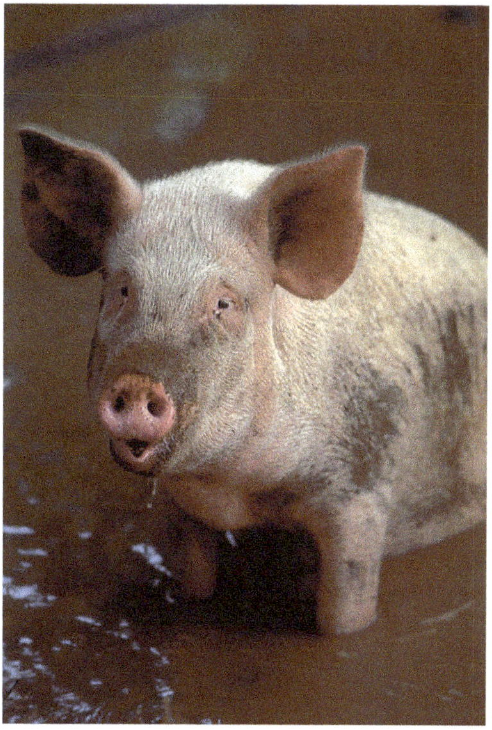

Aves

Bacterias
Campylobacter jejuni: campilobacteriosis
Chlamydia psittaci: ornitosis, psitacosis
Erysipelothrix rhusiopathioe: erisipeloide
Listeria monocytogenes: listeriosis
Mycobacterium avium: tuberculosis
Salmonella: salmonelosis
Yersinia pseudotuberculosis: pseudotuberculosis
Virus
Virus de la enfermedad de Newcastle
Muchos virus arbor: — encefalitis del Oeste (de Estados Unidos) — encefalitis del Este (de Estados Unidos) — encefalitis de San Luis — encefalitis japonesa B — encefalitis del Nilo, etc.

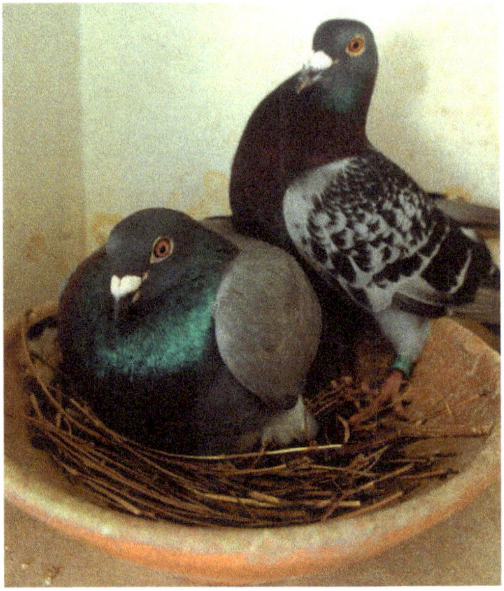

Apareamiento de palomas

Roedores

Bacterias
Borrelia: borreliosis
Erysipelothrix rhusiopathioe: erisipeloide
Francisella tularensis: tularemia
Leptospira: leptospirosis
Listeria monocytogenes: listeriosis
Rickettsia typhi: tifus murino
Rickettsia conorii: fiebre botonosa
Otras rickettsias
Salmonella: salmonelosis
Spirillum morsus murin: sodoku
Streptobacillus moniliformis: estreptobacilosis
Yersinia pestis: peste
Yersinia pseudotuberculosis: pseudotuberculosis
Virus
Virus de la rabia
Virus de la encefalomiocarditis
Virus de la coriomeningitis linfocitaria
Virus de la fiebre de Lassa, virus Machupo (fiebre hemorrágica boliviana), virus Junín (fiebre hemorrágica argentina)
Virus arbor: encefalitis del Oeste (de Estados Unidos), por garrapatas, de California...

Simios

Bacterias
Mycobacterium tuberculosis: tuberculosis
Pasteurella multocida: pasteurelosis
Salmonella: salmonelosis
Shigella: shigelosis
Virus
Virus de la viruela del simio (monkeypox)
Virus del herpes B
Virus de la rabia
Virus de la enfermedad de Marburg
Virus de la hepatitis vírica A
Varios virus arbor: fiebre amarilla, enfermedad de la selva de Kyasanur
Virus de la enfermedad de Yaba

ZOONOSIS Y PREVENCIÓN

Todos los animales pueden ser fuente de contaminación; en consecuencia, es útil tomar medidas higiénicas y precauciones con todos ellos. En función de las personas, es importante conocer los riesgos, que varían según distintos criterios.

Personas en situación de riesgo

Se clasifican en grupos profesionales y en grupos sociales.

Grupo I: criadores y otras personas que están en estrecho contacto con el ganado y los productos de origen animal.

Grupo II: conjunto de personal de mataderos, salas de despiece y fábricas de tratamiento de productos y subproductos de origen animal.

Grupo III: personas llamadas a penetrar en el hábitat de la fauna salvaje por razones profesionales o recreativas.

Grupo IV: personas en contacto con animales de compañía o animales salvajes en un ámbito urbano.

Grupo V: conjunto de personal que trabaja en los laboratorios o en la manipulación frecuente de tejidos, carcasas o cadáveres.

Grupo VI: profesionales de la salud pública que participan en encuestas sobre el terreno o en el tratamiento hospitalario de los casos.

Grupo VII: personas víctimas de catástrofes, refugiadas y/o que viven de modo provisional en condiciones de superpoblación o hacinamiento y de estrés.

El incremento de los riesgos se debe a determinados factores:

LA EDAD

Los niños son más sensibles que los adultos, ya que su sistema inmunitario está menos preparado; en relación con la toxocarosis, sólo el 17 % de las personas afectadas son adultos. Las personas mayores también se encuentran en situación de riesgo, a causa de un sistema inmunitario con menor capacidad de respuesta.

EL SEXO

Con frecuencia, las niñas son mucho más proclives a coger la tiña que los niños.

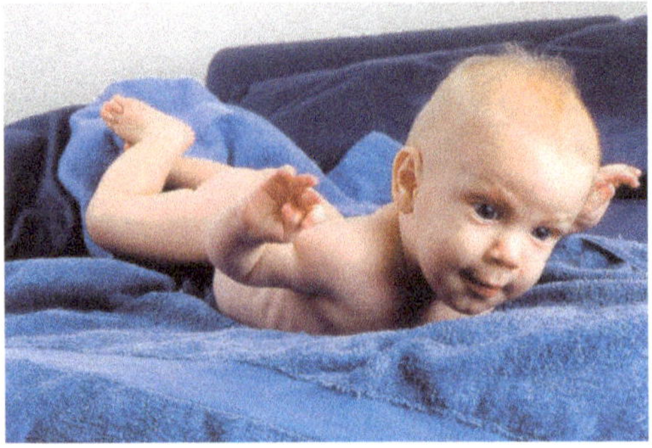

Los bebés son muy sensibles a los agentes patógenos...

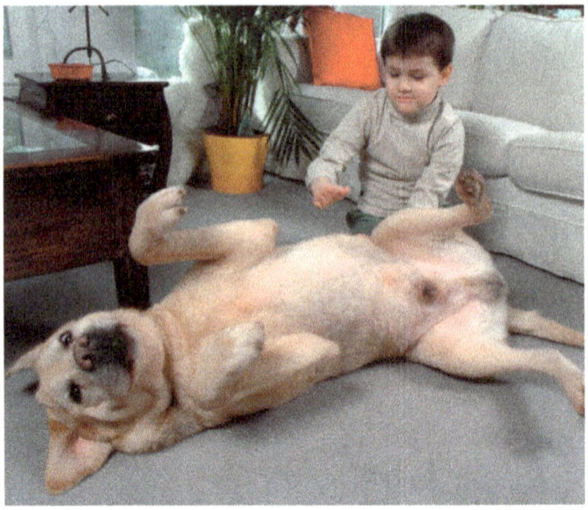

Los niños pequeños que juegan con su perro...

... al igual que las personas de edad

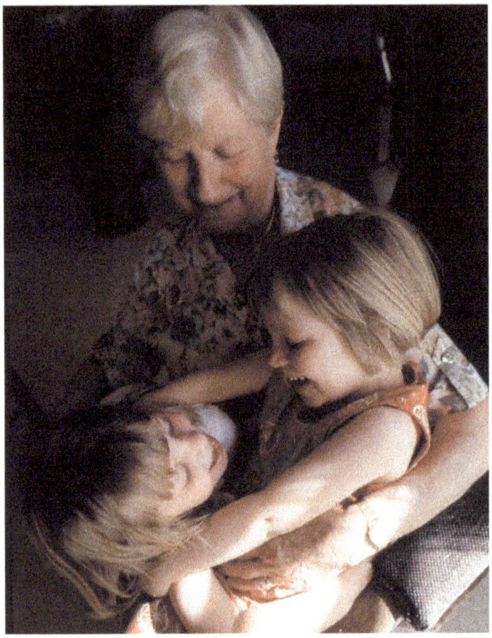

... también tienen tendencia a llevarse los dedos a la boca

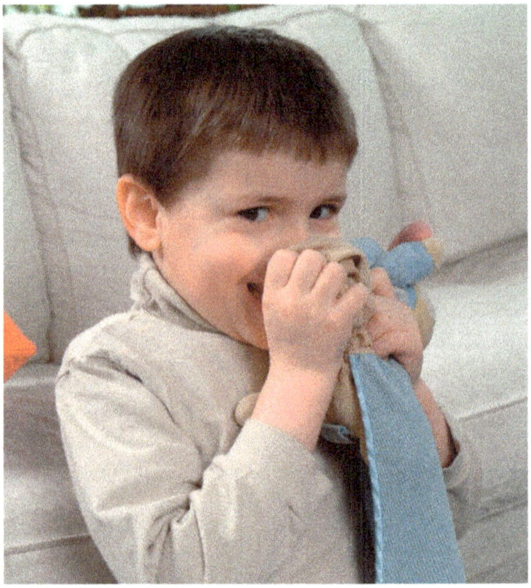

LA HIGIENE

• La higiene corporal: los niños presentan un riesgo mucho más elevado que los adultos de contraer una zoonosis, porque tocan a los animales y el suelo y luego tienen tendencia a meterse los dedos en la boca, sin lavarse las manos.

• La higiene del hábitat de los animales: si no se está al cuidado de las jaulas o los habitáculos de modo diligente, las materias virulentas se acumulan y se incrementan los riesgos de contraer zoonosis.

EL SISTEMA INMUNITARIO

Por medio de las vacunas se pueden potenciar las defensas inmunitarias: la vacuna BCG proporciona protección contra la tuberculosis. Por el contrario, se puede observar una disminución de las defensas inmunitarias en distintas circunstancias:

- Malnutrición, carencias.

- Enfermedades:
  — inmunodeficiencias congénitas;
  — diabetes;
  — insuficiencia renal crónica;
  — alcoholismo, con cirrosis hepática;
  — ciertos tipos de cáncer;
  — infecciones.

- Tratamientos inmunosupresores que se administran a personas en distintas situaciones, como:
  — pacientes cancerosos;
  — beneficiarios de transplantes de órganos o de medula ósea;
  — enfermos de afecciones de carácter autoinmune;
  — personas que han sufrido una esplenectomía (extirpación del bazo) como consecuencia de un accidente en la vía pública (cosa que no es tan rara como pueda parecer) o una hemodiálisis a largo plazo.

Las medidas preventivas

Las dificultades radican en el número de especies que actúan de reserva o vector para determinados agentes de zoonosis.

Puede haber hasta trescientas especies susceptibles de garantizar esa propagación.

Las zoonosis que se transmiten a través de animales salvajes son muy difíciles de combatir.

El suelo es asimismo un importante protector de ciertos agentes, de difícil acceso.

Hay medidas simples para limitar la transmisión de las zoonosis, y que deben adoptarse en relación con los animales, el entorno y la actitud de las personas.

Los animales

La importación
En las fronteras se aplican reglas estrictas.

No hay que entrar en contacto con animales abandonados en países extranjeros; es así como en muchas ocasiones una patología se introduce en un país hasta entonces libre de la enfermedad.

La adquisición de animales
Deben extremarse mucho las precauciones al comprar una mascota; hay que comprobar su estado de salud y llevarla al veterinario en cuanto obre en nuestro poder, para que este verifique su situación sanitaria.

Contención
Hay que disfrutar de los animales sin causarles sobresaltos (roedores), pues algunos son agresivos.

Con frecuencia, las mordeduras se producen a raíz de un sobresalto.

Hay que tener cuidado al coger los roedores, para no asustarlos

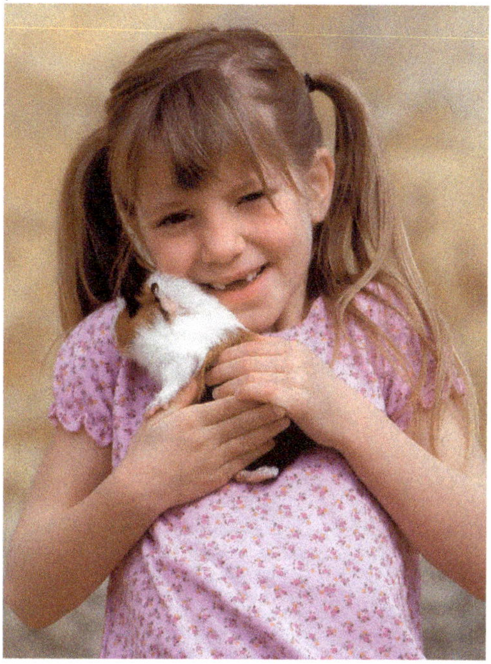

Higiene
Hay que cuidar del animal (bañarlo...) y de su entorno (jaula, habitáculo...).

Desparasitación
Externa.

Interna.

En la naturaleza.

Detección del parasitismo cutáneo e intestinal con tratamiento mediante antihelmínticos de las hembras preñadas y de los cachorros lactantes.

Aplicación regular de vacunas antirrábicas y contra la leptospirosis en el perro.

Una buena higiene es lo mejor contra los parásitos

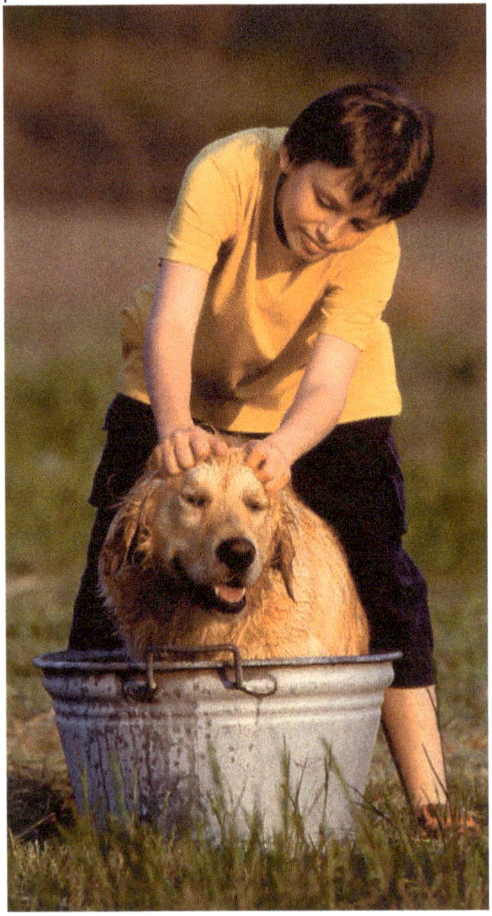

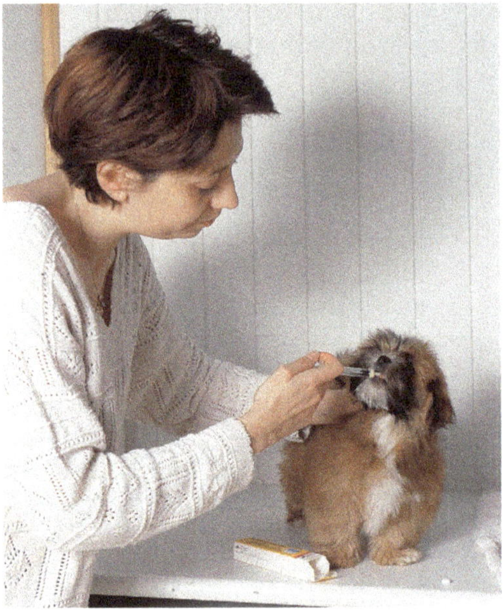

Los tratamientos antiparasitarios deben repetirse para que sean eficaces © Français/Cogis

El entorno

¿Qué debe hacerse?

Retirar de las aceras los excrementos de los perros, zonas públicas ajardinadas, lugares de recreo y playas.

Airear los espacios domésticos.

Pasar el aspirador.

Evitar las aguas insalubres.

La actitud del hombre

Deben limitarse todo lo posible los lamidos, así como la intimidad excesiva que lleve a compartir incluso la cama.

Hay que lavarse sistemáticamente las manos después de jugar con los animales y antes de sentarse a la mesa.

Las mujeres encintas deben utilizar guantes cuando procedan a limpiar los recipientes para la comida de los animales; si estos pueden acceder a pájaros o a roedores o consumen carne cruda, aquellos deberán desinfectarse con amoniaco.

LAS GRANDES REGLAS DE LA PREVENCIÓN

• Respetar las normas de higiene básicas con los animales domésticos:
— no dejarse lamer,
— no meterse los dedos en la boca,
— lavarse las manos con frecuencia,
— desparasitar a los animales de compañía,
— cuidar con prontitud de cualquier problema de piel.

• Respetar la legislación:
— no recoger animales desconocidos,
— prestar atención con motivo de la adquisición.

• Cuidar la higiene:
— airear,
— pasar el aspirador,
— lavar al animal,
— limpiar el entorno,
— desinfectar.

• Observar un comportamiento sano en relación con el animal:
— respeto de su modo de vida (reposo...),
— educación del animal,
— educación de los niños,
— con otros animales de compañía, como cobayas y hámsters, deben tomarse las mismas precauciones de higiene individual.

No conviene una excesiva intimidad con el animal

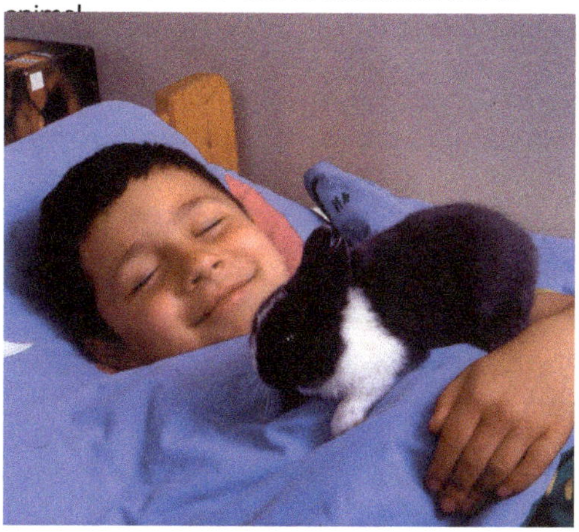

Precauciones contra las zoonosis profesionales

El riesgo de contraer una infección animal en el ejercicio de una profesión puede limitarse a través de distintas medidas:

— utilización de ropa de protección (botas, guantes, batas),

— observación de las reglas de higiene básicas (no fumar mientras se dispensan cuidados a los animales, cambio de calzado antes de entrar en sus estancias...),

— destrucción a conciencia de los productos abortivos de las hembras,

— vacunación de los animales en áreas infectadas o amenazadas (rabia, brucelosis, carbunco, erisipeloide),

— vacunación de las personas especialmente expuestas; por ejemplo, contra la rabia, en el caso de los veterinarios de la región de la enzootia, así como de los trabajadores de los laboratorios.

Prevención de las zoonosis de origen alimentario

No consumir leche si no ha sido pasteurizada, esterilizada o sometida a una verdadera ebullición.

Los agricultores y los criadores están expuestos al riesgo

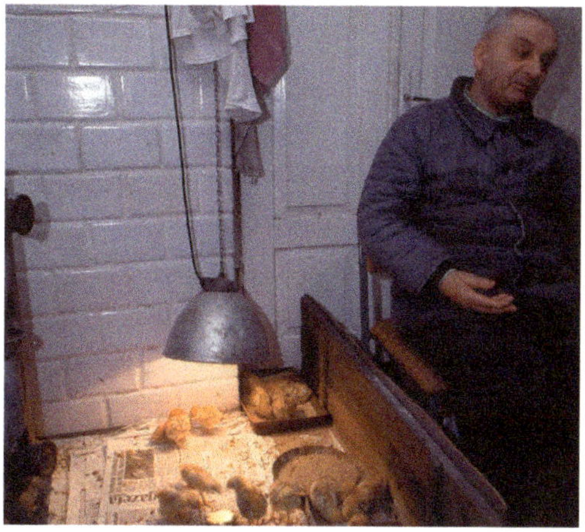

En las regiones de enzootia brucelosa, abstenerse no sólo de la leche cruda, sino también de los quesos frescos.

Cocer bien la carne para evitar teniasis, toxoplasmosis y vibriasis.

Lavar a conciencia los vegetales que vayan a consumirse crudos (ensaladas, zanahorias) y que puedan haberse impregnado de excrementos u orines de animales.

Cocer bien la carne

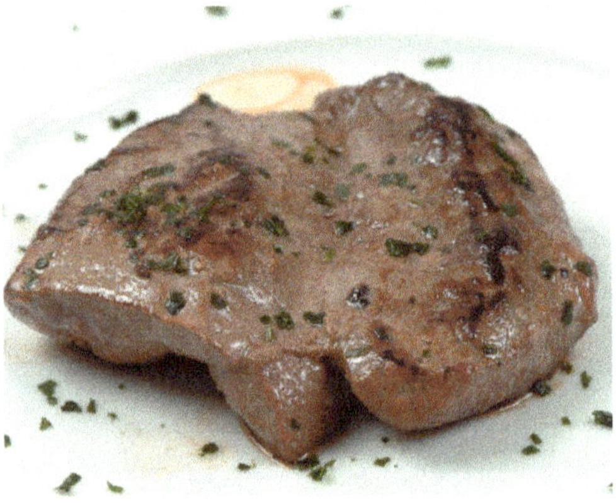

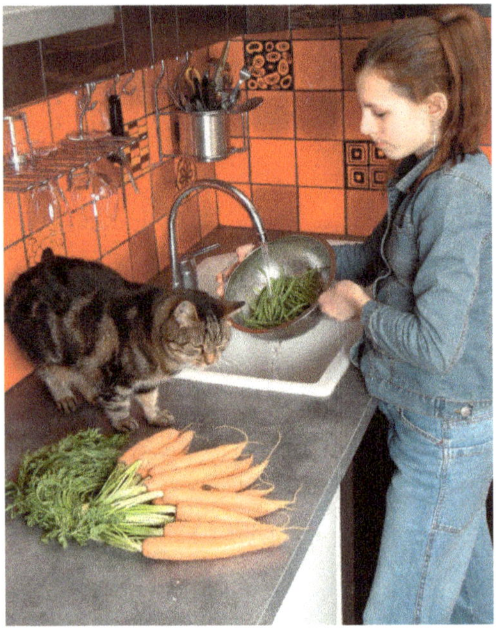

Lavar cuidadosamente las verduras que se consumen crudas

> Cuidado: las personas cuyo sistema inmunitario esté debilitado corren mayores riesgos de sufrir problemas graves causados por zoonosis y deben prestar mucha atención cuando se hallan en presencia de animales.

Prevención de las zoonosis en las salidas al aire libre

Hay que evitar consumir fruta que pueda haberse impregnado de excrementos de animales; debe recordarse que las manos pueden haberse contaminado por contacto con las piezas de caza abatidas y con animales salvajes, incluso aunque no tengan la apariencia de estar enfermos.

Al hacer turismo en las regiones tropicales, reparar en el peligro que entrañan los baños en agua dulce (lago, río), no caminar con los pies descalzos en suelos húmedos o cenagosos, ni consumir comidas que contengan carne cruda, pescado o crustáceos que no hayan sido hervidos.

Prevención de las enfermedades transmitidas por mordedura o arañazo

Algunas medidas de socialización y de adiestramiento permiten prevenir las agresiones del animal.

Lo más tempranamente posible debe habituarse al niño a no dejarse mordisquear por los cachorros, aunque sea jugueteando.

En caso de mordedura o de arañazo, siempre es aconsejable que un médico examine las lesiones.

El animal debe ser puesto bajo supervisión sanitaria por un veterinario durante

El caso particular de los niños

Cuidado con la elección de un animal por parte de un niño.
Los reptiles, así como las tortugas, los lagartos y las serpientes, con frecuencia son portadores de la Salmonella, una bacteria (un germen) difícil de eliminar. Los niños siempre tendrían que lavarse las manos después de haber estado en contacto con un reptil.
Los animales exóticos, como la zarigüeya, el erizo europeo o el simio, no son «buenos» animales para los niños.
Pueden ser peligrosos o tener necesidades especiales que los más pequeños no pueden atender.
Los perros pueden morder de vez en cuando.
Los animales salvajes no deberían ser tratados como animales domésticos.
No se recomiendan los hurones en las casas en que hay niños.

quince días para descartar que haya síntomas de rabia. La muerte del animal, su desaparición, así como la presencia de signos de enfermedad deben comunicarse.

Higiene doméstica

En casa, es aconsejable:
— no consumir leche sin hervir ni carne insuficientemente hecha,
— adoptar buenas medidas de higiene (lavarse las manos con regularidad, sobre todo después de manipular carne cruda y antes de preparar las comidas),
— lavar bien las verduras y las hortalizas,
— hervir bien el agua, si se sospecha que pueda ser fuente de contaminación,
— llevar guantes cuando se trabaja en el huerto,
— aislar a los animales de compañía enfermos, hasta su curación, impidiéndoles el acceso a la vivienda mientras tanto,
— evitar que las mujeres embarazadas, los niños pequeños y las personas mayores estén en contacto con animales enfermos o que corran el riesgo de estarlo, igual que con las secreciones y productos de estos últimos.

Prevención de las parasitosis cutáneas

Es importante llevar al veterinario a todo animal recién introducido en la casa, así como a todo el que presente una dermatosis, a fin de que detecte la presencia de alguna de las principales parasitosis cutáneas. Los animales callejeros o enfermos no deben entrar en contacto con los niños. Estos últimos deben aprender a lavarse las manos después de haber tocado a sus mascotas. Por supuesto, no debe admitirse el acceso a las camas por parte de los animales domésticos.

Prevención de las parasitosis internas

La mayor parte de las zoonosis parasitarias internas se transmiten de manera indirecta a través del suelo. Hay que proteger el acceso a las áreas de juego de los niños de la presencia de animales y habituar a los perros a defecar lejos de estos lugares, que deben ser correctamente conservados. Lo ideal es poder mantener aislada la parte donde se encuentra la arena, de modo que se eviten las defecaciones nocturnas de los gatos y de los animales salvajes. La alimentación también puede ser fuente de contaminación infantil. Es importante limitar el acceso de los animales a la cocina, donde puedan impregnar los alimentos o los utensilios, al tocarlos, olisquearlos

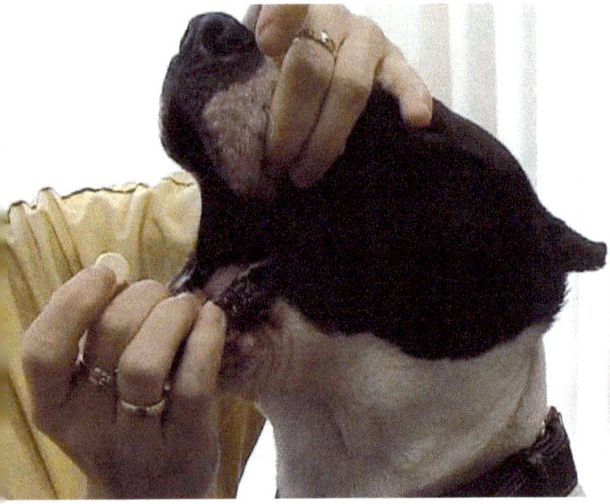

Vermifugación por comprimidos
© Dr. G. Hagège

Vermifugación por jeringa © Dr. G. Hagège

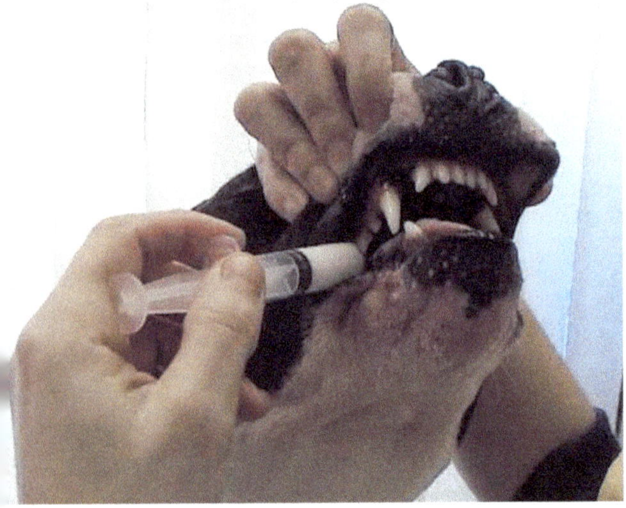

o lamerlos. La limpieza de los objetos de los animales (esterilla, comedero...) no debe realizarse en el mismo fregadero o pila que se utilice para la preparación de los alimentos. Cabe recordar una vez más que estos últimos siempre tienen que lavarse correctamente antes de su consumo.

Ciertas parasitosis internas son transmitidas por contagio directo. El niño debe aprender a no dejarse lamer el rostro y a lavarse siempre las manos después de acariciar al animal.

Un estudio realizado en el seno de veinticinco familias, en relación con niños de dos a cuatro años y medio, muestra que en siete casos los perros lamen con frecuencia las manos y la cara de los pequeños. Algunas enfermedades, como la leishmaniasis, obligan a alejar al animal a causa de los riesgos de contaminación.

Asimismo es preferible evitar los contactos entre los niños y las hembras amamantadoras, que presentan un riesgo de contaminación directa de toxocarosis.

Por último, para las macroparasitosis intestinales (gusanos), la prevención pasa por un tratamiento vermífugo de los animales.

Prevención de las enfermedades víricas y bacterianas transmisibles por inhalación

Algunas enfermedades pueden transmitirse por simple inhalación. Cabe destacar el caso de la peligrosísima, aunque muy rara, coriomeningitis linfoplasmocitaria, así como de las clamidiosis del cobaya.

Es preferible, para limitar los riesgos (aun siendo moderados), que el animal no se instale en la habitación del niño.

Prevención de la salmonelosis por contacto con reptiles y tortugas

Los reptiles, y entre ellos las tortugas, albergan las *Salmonella* de manera asintomática (entre el 36 y el 77 % de las heces están contaminadas, según las especies). Algunas reglas básicas permitirán evitar los riesgos de contaminación:

— lavarse siempre las manos después de manipular al reptil, el terrario o sus accesorios,

— no comer, beber ni fumar mientras se manipula un reptil, ni tomar al animal en brazos,

— no instalar al reptil en la cocina o en las proximidades del lugar de preparación de las comidas,

— no utilizar nunca el fregadero o pila de la cocina, el lavabo o la bañera para bañar al reptil o para lavar los accesorios del terrario o desechar la comida o el agua que este no haya consumido,

— reservar a un adulto la limpieza del terrario, utilizando guantes al efecto,

— velar por la limpieza del terrario y de sus accesorios y desinfectarlos regularmente,

— asegurarse de que los alimentos que toman los reptiles son frescos.

Prevención de las alergias

La promiscuidad excesiva entre el animal y el niño parece ser la principal causa de sensibilización: se aconseja encarecidamente que los animales no duerman en las habitaciones de los niños.

También es deseable, en aras a limitar el fenómeno de la sensibilización, que no se establezcan contactos entre los perros y los niños de menos de un año.

La mayor parte de las personas se sensibilizan a partir de un intervalo de seis a ocho meses tras el establecimiento del contacto.

Los pájaros, los pequeños roedores, los lagomorfos (conejos, liebres y picas) se desaconsejan para las personas alérgicas o asmáticas a causa de la presencia de heno de paja y del transporte de ácaros en el plumaje.

Prevención de las zoonosis en los centros escolares

Instaurar una cuarentena de dos a cuatro semanas antes de poner en contacto a un nuevo animal con otros animales o con niños. Solicitar del veterinario un certificado de buena salud.

Llevarlo al veterinario para que detecte enfermedades.

Las jaulas y recipientes para las deposiciones deben ser limpiados y desinfectados regularmente por un adulto.

La manipulación de los animales ha de hacerse bajo la supervisión de un adulto y los niños tienen que acostumbrarse a lavarse sistemáticamente las manos después de cualquier contacto con ellos.

Los animales de las colectividades deben aislarse de los niños y someterse a vigilancia médica al menor signo de sospecha. Los animales que mueran deben ser trasladados a la consulta del veterinario.

Los recipientes para los excrementos deben limpiarse y desinfectarse

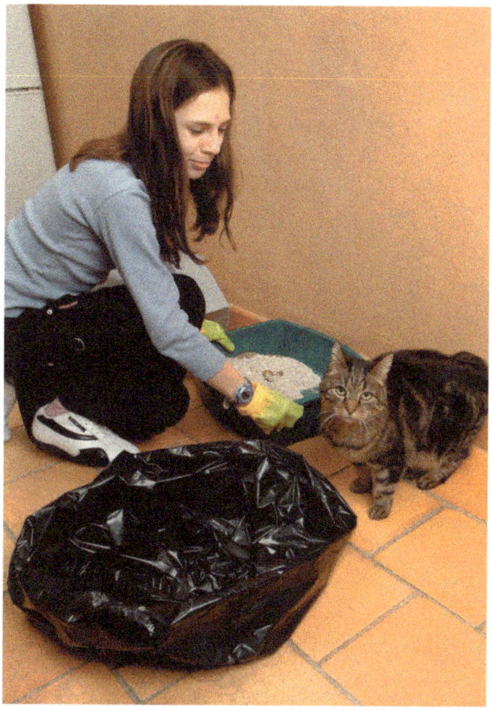

Zoonosis con manifestaciones generales

Denominación	Agente	Huésped	Transmisión	Síntomas
Ascariasis, toxocarosis, larva «migrans» visceral	Toxocara canis (parásito)	Gato, perro	Oral Finas hierbas, áreas con arena, pelo	Decaimiento general
Tularemia	Francisella tularensis (bacteria)	Roedores, lagomorfos	Contacto Piel, mucosa ocular y respiratoria	Fiebre, dolores musculares
Toxoplasmosis	Toxoplasma gondii (protozoo)	Gato	Ingestión transplacentaria	«Gripe»
Fiebre hemorrágica (de Corea)	Virus de Hantaan	Roedores	Inhalación, contacto	«Gripe»
Clamidiosis Fiebre	Chlamydia psittaci		Aves	Inhalación
Brucelosis	Brucella	Rumiantes, carnívoros	Cutánea, digestiva	Fiebre, artritis
Virosis producidas por arbor	Virus arbor	Mamíferos, aves, reptiles	Artrópodos hematófagos	Fiebre, gripe
Coxielosis	Coxiella burnetti	Animales de granja, roedores	Inhalación, contacto	«Gripe»
Gripes	Virus Influenza	Aves, cerdos	Vías respiratorias y digestiva	Fiebre
Melioidosis	Bacilo de Whitmore	Todos	Cutánea	Fiebre
Neumocistosis	Pneumocystis carinii	Roedores salvajes	Respiratoria	Respiratorio
Peste	Yersinia pestis	Roedores salvajes, pulga	Oral, cutánea	Fiebre
Rickettsiasis	Rickettsia	Roedores	Picadura de garrapata	Fiebre
Leptospirosis	Leptospira	Roedores	Cutánea	Ictericia, generales
Sodoku	Spirillum morsua munis	Roedor, hurón, perro	Cutánea	Fiebre, dolor, úlcera
Anquilostomiasis	Anquilostoma (parásito)	Perro	Transcutánea	Tos, dolores

Ascariasis, toxocarosis, larva «migrans» visceral

DEFINICIÓN:
ZOONOSIS PARASITARIA

El *Toxocara canis* es el parásito intestinal más extendido en el perro. En el animal adulto, no hay parásitos o apenas los hay en el tubo digestivo, pues lo más frecuente es que las larvas efectúen una migración que conduce a su enquistamiento en los tejidos (mayormente en los musculares). Estas larvas pueden despertarse, sobre todo con ocasión de la gestación. Los animales jóvenes se infestan por migración larval transplacentaria, luego por la leche y por mediación de las deposiciones de la madre.

La toxocarosis actualmente es la parasitosis más común, tanto en los países industrializados como en aquellos que están en vías de desarrollo. En los primeros representa un problema de salud pública. En Europa, entre el 7 y el 15% de los niños tienen anticuerpos en la sangre contra este parásito, lo que demuestra que han estado en contacto con el mismo.

AGENTE PATÓGENO:
TOXOCARA CANIS

Es un gusano redondo y largo (de 10 a 20 cm), susceptible de introducir larvas «migrans» viscerales en el niño. Lo mismo cabe decir del *Toxocara cati*, en relación con el gato.

ANIMALES QUE LA TRANSMITEN:
LOS CARNÍVOROS

Los gatos y los perros son los principales huéspedes de áscaris, por lo que se impone un tratamiento vermífugo realizado de modo regular.

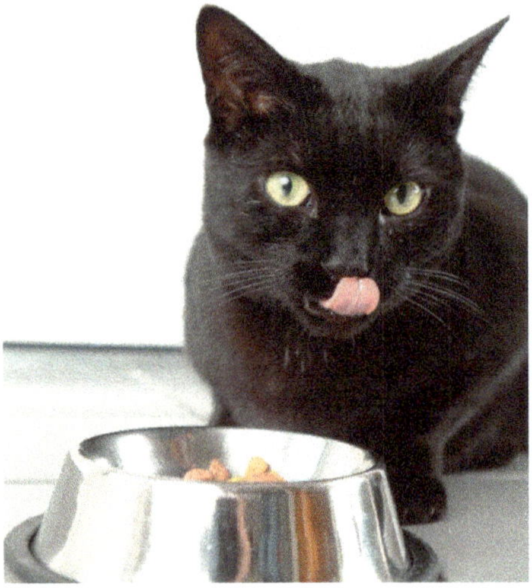

Higiene del comedero

MODO DE TRANSMISIÓN:
POR VÍA ORAL

Los huevos que se encuentran en el medio exterior son muy resistentes; se hallan en la tierra, en la hierba, en la arena y en el pelo del animal.

Lo más frecuente es que el niño se infeste a través de sus propias manos, al habérselas llevado a la boca. Estas se impregnan por contacto con el suelo sucio a causa de los excrementos animales, jugando con arena sucia, manipulando los comederos de los animales, limpiando la caseta del perro sin tomar las debidas precauciones, o tocando las matas de un huerto sin cercar. También es posible la contaminación alimentaria (ensaladas, despojos crudos o poco cocidos de cordero, ternera, conejo o pollo).

Fuentes de infestación para el hombre

El riesgo de infestación, en países industrializados, es elevado: del 90 al

95% de los cachorros de perro tienen parásitos, el 65 % de los de gato, y el 25 % de canes adultos.

Dónde se infesta el hombre

El riesgo de infestación se da en el ámbito urbano y en el rural:

— contaminación importante en huertos no cerrados,

— el 77% de los parques públicos están contaminados,

— posible contaminación en las viviendas (caniches, suelas).

Cómo se infesta el hombre

Por malacia: sobre todo en los niños, por ingestión de verdura o fruta contaminada, por la enfermedad de «las manos sucias».

SÍNTOMAS EN EL ANIMAL

En el animal joven huésped, los síntomas son debilitamiento, problemas digestivos (diarrea, hinchazón del vientre, expulsión de gusanos a través de las deposiciones o vómitos), retraso en el crecimiento y, eventualmente, problemas de tipo nervioso.

SÍNTOMAS GENERALES EN EL HOMBRE

La larva «migrans» visceral es la forma mayor relativamente rara. Lo habitual es que infeste a un niño de medio desfavorecido que convive con un perro. Los síntomas asociados son: alteración del estado general, hígado y bazo de gran tamaño, dificultades respiratorias, fiebre, dolores musculares y articulares, problemas digestivos (con malnutrición), cansancio, problemas neurológicos. Otros síntomas posibles son: anorexia, palidez, signos cutáneos (urticaria, eritema nudoso, etc.), adenopatías y edemas. Con frecuencia, el cuadro es menos sombrío y se asocia a una fatiga crónica, adelgazamiento, problemas digestivos (dolores abdominales), manifestaciones alérgicas diversas (urticaria, asma, eccema), fiebre e hipereosinofilia. En Francia, por ejemplo, esta forma de toxocarosis es frecuente en la parte norte de los Pirineos. La evolución espontánea lleva, por lo general, a la curación.

En el síndrome de «toxocarosis oculta» concurren dolores abdominales con cefaleas y tos, asociadas a una serología de toxocarosis positiva. La toxocarosis debe ser confirmada mediante un diagnóstico diferencial de ciertos síntomas (dolores abdominales crónicos, hígado grande, anorexia, náuseas, trastornos del comportamiento o del sueño, tos, faringitis, cefaleas, fiebre sin causa conocida). Los casos de toxocarosis sin ningún signo clínico son muy frecuentes. La variedad ocular es rara, pero más grave. La patología, por lo general unilateral, se traduce en un descenso muy acusado de la agudeza visual, distorsión de las imágenes... Las anomalías que suelen encontrarse son: granuloma retiniano, uveítis o alteración inflamatoria periférica.

TRATAMIENTO

Vermifugación dos o tres veces al año de perros y gatos, particularmente los de menos de seis meses de edad. Evitar que los niños se lleven a la boca o ingieran, por ejemplo, tierra o arena. Mejora de la higiene personal basada en el lavado de manos después de haber tocado tierra. Cercado de las áreas de juego infantiles y de los huertos domésticos.

Cocción suficiente de los despojos...

VERMIFUGACIÓN PARA PERROS

Cachorro: cada dos semanas hasta los tres meses de edad; después, una vez al mes hasta los seis meses; finalmente, de dos a cuatro veces por año en la edad adulta.
Perra: antes del acoplamiento; en el parto; en la segunda y cuarta semanas después del parto.
Perro adulto: tratamiento según la exposición al parásito y el periodo que este último requiere para la madurez sexual (de dos a cuatro veces al año). Desde su adquisición y hasta la segunda semana, en perros recién introducidos en la casa.

VERMIFUGACIÓN PARA GATOS

Cachorro: cada dos semanas hasta los tres meses de edad; después, una vez al mes hasta los seis meses; finalmente, de dos a cuatro veces por año en la edad adulta (vermifugando al mismo tiempo a la madre, durante la lactancia).
Gato adulto: tratamiento regular teniendo en cuenta la exposición al parásito y el periodo que este último requiere para alcanzar la madurez sexual (de dos a cuatro veces al año).
Nota: desde su adquisición y hasta la segunda semana, en animales recién introducidos en la casa.

Las zonas de juego con arena deben cubrirse si no se utilizan. Hay que evitar que los animales laman a los niños y desinfectar los sitios que puedan contener suciedad por contacto con excrementos de animales.

En el caso de la larva «migrans» visceral, el tratamiento es sintomático: corticoides, antihistamínicos. El tratamiento de la toxocarosis ocular se basa especialmente en la administración de corticoides.

No existe un tratamiento absolutamente eficaz. El pronóstico es bueno: la curación espontánea es habitual, pero puede requerir semanas y hasta meses (de 6 a 18 meses en ausencia de nuevas infestaciones).

Los antihelmínticos clásicos como albendazol o tiabendazol durante un periodo de 7 a 10 días tienen una eficacia moderada. La ivermectina no parece mucho más eficaz.

Algunos especialistas recomiendan la dietilcarbamazina con una corticoterapia de apoyo para evitar las eventuales reacciones alérgicas debidas a la propagación de las larvas. La eficacia del tratamiento, controlada un mes después de su finalización, se traduce en la desaparición de los problemas clínicos.

Prevención

En el hombre, se respetarán las medidas de higiene: lavado de manos, control del comportamiento en cuanto a la malacia, cercado y acceso controlado a las zonas de riesgo (parques, áreas de juego), prevención de la deambulación de los animales domésticos carnívoros.

En cuanto a los animales, habrá que procurarse los tratamientos vermífugos regularmente a perros y gatos, de acuerdo con el calendario que les corresponda.

En resumen

La toxocarosis es una nematosis digestiva de los perros y de los gatos. Los cachorros de perro con frecuencia se infestan ya al nacer; para su entorno representan una fuente masiva de huevos, de ahí el papel esencial de la prevención: higiene, tratamiento vermífugo en perros y gatos.

Tularemia

DEFINICIÓN:

ZOONOSIS BACTERIANA

La tularemia es una zoonosis bacteriana mayor potencialmente mortal para el hombre. Los roedores y los lagomorfos son particularmente sensibles a ella. También afecta a los animales domésticos carnívoros; el gato está en el origen de algunos casos de infestación humana. Los artrópodos hematófagos, a la vez huéspedes y vectores de la enfermedad, desempeñan un papel importante en la epidemiología.

La tularemia está presente desde el Canadá hasta México, así como en Europa, en China o en Japón. En Estados Unidos es frecuente en los estados del centro y del sur.

El *Biovar tularensis* se encuentra en Norteamérica; infecta a las garrapatas y es muy virulento para el hombre y para el conejo (mortalidad superior al 5 %). El *Biovar palaeartica* está presente también en Norteamérica, pero sobre todo en Europa y Asia; infecta a mosquitos y roedores.

En el curso del año, los casos humanos de tularemia se reparten en dos periodos punta: el primero, en verano, cuando los artrópodos hematófagos pululan; el segundo, en el último trimestre del año, durante la temporada de caza, a consecuencia del contacto con conejos o liebres infectados; estas últimas pueden infectarse en medios exteriores impregnados de excreciones virulentas o a través de las picaduras de garrapatas vectoras.

ANIMALES QUE LA TRANSMITEN:

LOS ROEDORES

La bacteria se ha hallado en más de cien especies de mamíferos salvajes, nueve de animales domésticos, veinticinco de aves, en muchas especies de peces, de anfibios y numerosos invertebrados.

Los animales sensibles (conejo salvaje, castor y rata almizclera en Estados Unidos; liebre, rata de agua y ratón de campo en Europa) se encuentran en el origen de epizootias devastadoras.

Los roedores y los lagomorfos son los principales huéspedes.

LO MÁS CIENTÍFICO

Agente patógeno: bacilo.
El Francisella tularensis es un cocobacilo gramnegativo inmóvil y no esporulado de 0,2 µm de diámetro por 0,2 a 0,7 µm de longitud. Se distingue del Biovar tularensis (tipo A) y del Biovar palaeartica (tipo B). El bacilo no toma la coloración de Gram, pero puede ser conservado gracias a la Giemsa. Su cultivo se realiza en aerobiosis estricta, en presencia de sangre y de radicales sulfhídricos, a 37 °C y pH comprendido entre 6 y 7,3. Se obtiene de colonias muy pequeñas en gota de rocío. La presencia de una cápsula permite al germen escapar a la acción del poder bactericida del suero sanguíneo del animal infestado y a la fagocitosis de los polinucleares en los que se multiplica.
El F. tularensis resiste durante más de seis meses a 0 °C en cadáveres de animales infectados y en el medio exterior. Por debajo de 5 °C la supervivencia es sólo de unos días. La bacteria es destruida fácilmente por el calor (30 minutos a 56 °C) y mediante antisépticos usuales.

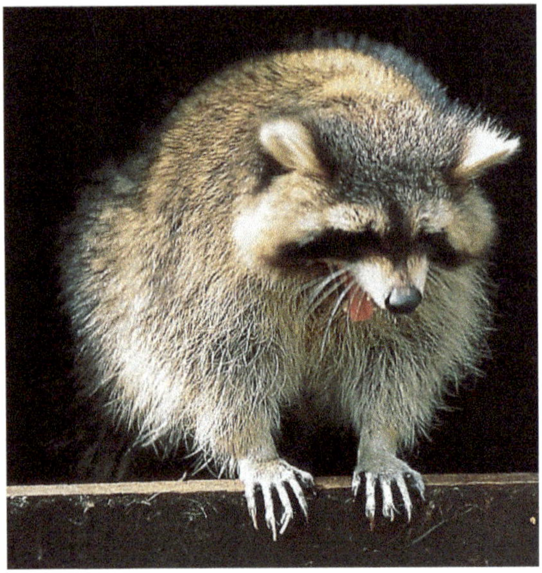

Mapache, originario de Norteamérica
© Guy Fleury

El hombre se infecta a partir de la liebre; él es el revelador de la epizootia en este mamífero. Basta con que el *Francisella tularensis* atraviese la piel sana, con la simple manipulación de una liebre enferma o de su cadáver, para que la contaminación esté servida.

MODO DE TRANSMISIÓN: POR CONTACTO

La transmisión tiene lugar con ocasión del contacto entre las mucosas y el agua contaminada, por las picaduras de garrapatas o artrópodos hematófagos, o bien con la ingestión de roedores o lagomorfos infectados.

Las vías de penetración son muy diversas.

Penetración percutánea

La transmisión indirecta a través de garrapatas es muy frecuente en Estados Unidos; los mosquitos son también vectores potenciales. En la contaminación directa, el germen penetra a través de la piel, por lo que la menor abrasión cutánea (y, por supuesto, las que se derivan de una mordedura) facilita la transmisión. El *F. tularensis* está presente en la garganta y las garras de los gatos que han cazado e ingerido roedores o lagomorfos infestados. El hombre, pues, corre el riesgo de ser infectado por estos animales, sea por mordedura o arañazo.

Penetración por la mucosa ocular

Las simples salpicaduras en la conjuntiva ocular pueden ser responsables de una infección.

Penetración por la mucosa respiratoria

La inhalación de aerosoles producidos al practicar la autopsia a un cadáver entraña contaminación.

Penetración por la mucosa orofaríngea

El hombre puede contraer la tularemia ingiriendo carne insuficientemente cocida o agua que haya sido contaminada.

SÍNTOMAS EN EL ANIMAL: FIEBRE

Tras la inoculación, el germen se multiplica localmente. Después, se propaga a través de la sangre.

Las manifestaciones clínicas en los perros infectados de modo natural son raras.

Los gatos son más sensibles a la enfermedad que los perros. Los principales signos clínicos son: fiebre, letargo, depresión, deshidratación, linfoadenopatía (local o generalizada), hepatoesplenomegalia, úlceras de la cavidad bucal e ictericia.

Síntomas en el hombre:

Fiebre

Tras una incubación de tres a cinco días de media, la enfermedad cursa intensamente con fiebre, dolores articulares, cefaleas y vómitos. A continuación, la tularemia reviste distintas manifestaciones clínicas.

Manifestaciones ulceroglandulares

Son las expresiones clínicas más frecuentes de la enfermedad. Se caracterizan por una ulceración cutánea, que da lugar a una pápula en el punto de inoculación de la bacteria. Se asocian adenopatías únicas o múltiples. El ganglio linfático puede supurar, ulcerarse y necrosarse. La duración total de la evolución es de dos a seis meses.

Forma ulceroganglionar (80 %)

La más frecuente es braquial tras inoculación en la mano, con adenopatía axilar, unilateral, dolorosa, sin linfalgia, asociada a veces a ulceración en el punto de inoculación. La evolución cursa o con la remisión espontánea, o —lo más frecuente— mediante la supuración y la fistulización a lo largo de varios meses.

Manifestaciones faringeoganglionares

Se dan tras una inoculación faríngea y se traducen en una angina febril, eritematosa, pultácea o ulcerosa.

Forma faríngea o anginosa (15 %) (ingestión de carne cruda o poco cocida), amigdalitis frecuentemente unilateral con ulceración y adenitis submaxilar y cervical.

Manifestaciones oculoganglionares

A raíz de una inoculación conjuntiva (infección de la misma, causada por el contacto con los dedos sucios), aparece una conjuntivitis purulenta con adenitis satélite.

Manifestaciones tifoideas

La gastroenteritis febril sobreviene a la ingestión de alimentos que están contaminados.

Forma febril aislada: enfermedad de aspecto gripal con hipertermia (40 °C), astenia, anorexia; complicaciones pulmonares frecuentes, sobre todo en Estados Unidos, donde las cepas del *F. tularensis* son más patógenas.

Aparición ostentosa de síntomas: cefaleas, dolores, hipertermia, astenia, sudores nocturnos.

Formas meníngeas

Eritema nudoso, formas pulmonares (durante la cosecha de grano en Europa central).

Evolución

Siempre es larga; la curación es tardía y los dolores musculares y articulares persisten durante mucho tiempo. Muerte infrecuente (4 % de los casos, sobre todo en Estados Unidos, con las cepas del Nuevo Mundo).

Tratamiento

La gentamicina es el antibiótico de elección. En caso de resistencia, se utilizan fluoroquinolonas como la enrofloxacina; la asociación tetraciclina-cloranfenicol es eficaz, pero las resistencias son bastante comunes. Como el *F. tularensis* produce betalactamasas, deben evitarse las penicilinas.

La eficacia de los siguientes antibióticos ha sido demostrada: cefalosporinas (ceftazidima, cefotaxima, ceftriaxon), aminoglicósidos, tetraciclinas, cloranfenicol, eritromicina, rifampicina y flouroquinolonas (ciprofloxacina, norfloxacina, ofloxacina, temafloxacina).

En la práctica, los aminoglicósidos administrados por vía intramuscular entre 7 y 10 días constituyen el tratamiento de referencia.

PREVENCIÓN

Hay que combatir los ectoparásitos. Por de pronto, debe evitarse que los animales domésticos carnívoros consuman mamíferos salvajes.

La tularemia es una enfermedad que legalmente se considera contagiosa en todas las especies de roedores y de lagomorfos domésticos y salvajes. En consecuencia, deberán utilizarse guantes para manipular un cadáver de liebre en los laboratorios y alisarle el pelo con un desinfectante antes de realizar la autopsia; los cazadores se abstendrán de tocar las liebres que se dejen capturar fácilmente...

Las importaciones de roedores y de lagomorfos muertos o vivos, así como de su piel, se someten a un control veterinario o agropecuario, integrado en la administración aduanera.

En zonas de enzootia, sólo se consumirá agua embotellada y la carne de animales salvajes se cocerá suficientemente. Debe evitarse cualquier clase de contacto con artrópodos que piquen y combatirlos con insecticidas.

Se recomienda el empleo de máscaras, guantes y gafas protectoras en la manipulación y despiece de animales susceptibles de haber sido infestados.

Toxoplasmosis

DEFINICIÓN:

ZOONOSIS PROTOZOARIA

Se trata de una zoonosis que puede desarrollarse en todas las especies animales de modo latente o evolutivo.

La enfermedad es debida al *Toxoplasma gondii*: protozoo parásito de los mamíferos (gato, perro, oveja...) y de las aves.

El parásito se desarrolla en el gato, «anfitrión» de los mismos, en forma coccídea en el tubo digestivo y en forma de quistes y pseudoquistes en los tejidos de numerosos huéspedes intermedios.

El gato y los felinos salvajes son fuente de parásitos para los demás animales y para el hombre cuando eliminan ooquistes con sus excrementos. El *Toxoplasma gondii* puede ser responsable de una enfermedad grave y ocasionar importantes enfermedades del feto durante la gestación.

La frecuencia y la gravedad de la infestación humana determinan una zoonosis mayor.

Distribución geográfica

Es cosmopolita.

En lo que concierne a la población humana, el número de personas positivas es del 25 % en los países anglosajones, comprende entre un 40 y 70 % en Francia y Alemania, y entre un 20 y un 50 % en los países mediterráneos.

En los gatos, la seroprevalencia puede alcanzar el 70 % (Alemania, Polonia, Italia).

De media, el 1 % de los gatos excretan ooquistes.

LO MÁS CIENTÍFICO

Agente patógeno: Toxoplasma gondii.
El parásito Toxoplasma gondii es un esporozoo del orden Coccidia, de la familia Eimeriidae,
y adquiere tres formas principales.

Tachyzoítos
(llamados también trofozoítos)
Son células que tienen el aspecto de un cruasán (4-8 x 2-4 μm), con una extremidad más ahusada y un gran núcleo central, visible tras la coloración de May Grünwald Giemsa. Su multiplicación intracelular por endodiogenia conduce a la formación de pseudoquistes (célula huésped que acoge hasta 200 parásitos) característicos de la fase aguda.

Bradizoítos
De dimensión ligeramente menor que el tachyzoíto, con un núcleo más posterior, aparecen por centenas en los quistes (30-150 μm) presentes en los tejidos musculares, nerviosos o en las vísceras, en la fase crónica.

Ooquistes
De forma globulosa (12 x 13 μm), proceden de la reproducción sexual del parásito y se eliminan por las heces del huésped definitivo.

ANIMALES QUE LA TRANSMITEN: LOS GATOS

El huésped es la población felina, donde la infestación se mantiene por la ingestión de presas (múridos, micrótidos, pájaros) afectas de toxoplasmosis latente.

Se estima que el 40 % de los gatos han estado en contacto con el parásito *T. gondii* (sobre todo los jóvenes, de 4 a 6 meses de edad), y que menos del 0,5 % de los gatos son excretores de ooquistes (la duración de la excreción media es de 12 horas). Los ooquistes evacuados por los felinos no son infecciosos; necesitan de 2 a 4 días para madurar (esporulación) y permanecen viables durante muchos meses (hasta 18, según la temperatura; 13 meses a 0 °C). Son muy resistentes a la desinfección (destruidos por amoniaco y formol al 0,3 %).

El hombre, todos los mamíferos y las aves constituyen los huéspedes intermedios potenciales; los reptiles, anfibios y peces lo son también, si son mantenidos a 37 °C. Los micromamíferos infestados desempeñan un papel importante en la transmisión al gato. El perro, como los demás carnívoros, es un huésped intermedio. El gato y los felinos salvajes (ocelote, lince, jaguar, tigre de Bengala) son los únicos huéspedes definitivos.

MODO DE TRANSMISIÓN: POR INGESTIÓN

El gato se infesta comiendo ratones o pájaros en cuyos tejidos el parásito forma quistes que pueden contener hasta 3.000 toxoplasmas.

En el curso de la digestión, penetrarán en las células de su intestino delgado y se multiplicarán. Mediante sus deposiciones, el gato elimina 10 millones de ooquistes por día durante dos semanas... Estos son muy resistentes y maduran en el medio exterior. Cuando han pasado a ser contaminantes, si son ingeridos por un gato, el ciclo vuelve a comenzar. Si son ingeridos por otro animal de sangre caliente, se multiplican y se diseminan por el organismo para formar quistes. Los herbívoros (ovejas, cerdos, bovinos) que pacen a ras del suelo que han ensuciado los gatos son los animales más susceptibles de infestación.

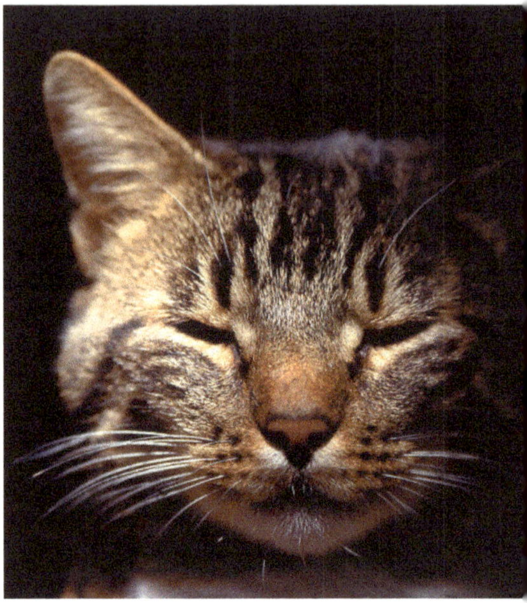

El gato es el principal huésped del parásito de la toxoplasmosis

Sólo el gato puede ser responsable de la transmisión de la enfermedad, puesto que es en su intestino delgado donde se reproduce el parásito, lo que conlleva la eliminación de los ooquistes a través de las deposiciones, que luego esporularán en el medio exterior.

Una vez expulsados entre las materias fecales, los ooquistes no son contaminantes hasta después de la esporulación. Cada ooquiste contiene entonces dos esporocistos y estos, a su vez, cuatro esporocistos cada uno. El periodo entre la infestación y la expulsión de los ooquistes es de 3 a 10 días, si el gato ha sido infestado por quistes de bradizoítos; de más de 13 días, si se trataba de tachyzoítos; y de 21 a 40 días, en el caso de los ooquistes. La ingestión de bradizoítos conduce a la eliminación de ooquistes con mayor frecuencia que en los otros modos de infección. La excreción de ooquistes dura de media 12 días (de 3 a 20 días), pero puede reiniciarse con posterioridad, con ocasión de una inmunodepresión del animal o de una reinfestación por una coccidia idéntica o diferente. La infección del gato por el FIV no parece tener influencia.

Cuando el ooquiste está en el origen de la contaminación, y ya ha tenido lugar la esporulación en el medio exterior, solamente es posible una transmisión indirecta, la cual es propiciada entonces por la importante resistencia del parásito en esta forma. Por contra, cuando intervienen los tachyzoítos, la transmisión es directa.

Contaminación por vía digestiva
Básicamente, tiene lugar por la ingestión de carne contaminada, de verdura cruda sin lavar, y por contacto con deposiciones infectas (tras la maduración de los ooquistes).

La toxoplasmosis puede ser contraída con motivo de la ingestión de alimentos sucios de heces de felinos o carne insuficientemente cocida que contenga quistes de bradizoítos. La carne de cerdo y las de cordero son las más afectadas. Los recién nacidos pueden contaminarse al mamar, ya que los tachyzoítos, en ocasiones, están presentes en la leche materna.

Contaminación por vía transplacentaria
Los tachyzoítos infectan el feto a través de una primoinfestación durante la gestación.

Contaminación por otras vías
Más excepcionalmente, la toxoplasmosis también se transmite:

— por mordedura, ya que los tachyzoítos pueden estar presentes en la saliva. El perro puede asimismo infectar al hombre, pero el riesgo es extremadamente remoto;

— por picadura de artrópodos hematófagos o de agujas que hayan estado en contacto con sangre de un individuo infectado;

— por inhalación.

SÍNTOMAS EN EL ANIMAL: CON FRECUENCIA DESAPERCIBIDOS

La toxoplasmosis intestinal o coccidiosis toxoplasmática es benigna y frecuentemente asintomática.

La toxoplasmosis adquirida conlleva manifestaciones respiratorias, digestivas, nerviosas, musculares y oculares que pueden ser de gravedad variable.

La toxoplasmosis congénita es responsable de problemas más severos (encefalopatía, hepatitis, neumonía).

Los síntomas observados consisten en problemas:

— locomotores: ataxia y, en ocasiones, paraplejia en las formas agudas,

— nerviosos: encefalomielitis, contracturas localizadas o generalizadas,

— oculares: uveítis, coriorretinitis, opacificación corneal,

— digestivos: diarrea rebelde a cualquier tratamiento,

— respiratorios: neumonía, edema pulmonar,

— reproductivos: aborto, mortalidad infantil,

— de carácter general: fiebre, anorexia, anemia, caquexia.

SÍNTOMAS EN EL HOMBRE

La enfermedad en la mujer encinta se manifiesta, a veces, mediante fiebre, cefaleas, dolores de garganta y musculares. El análisis de sangre muestra hipereosinofilia.

La infección puede ser más grave; de hecho, suele ser benigna y no aparente, lo que explica la dificultad del diagnóstico. Los riesgos teóricos para el embrión y el feto son considerables: hidrocefalia, retraso mental, calcificaciones intracraneales, coriorretinitis, ictericia... en ocasiones, afección de casi todos los órganos. Un aborto tardío, así como una muerte *in utero* son posibles.

Pero puede ocurrir que en el niño la enfermedad también permanezca sin dar muestras. El toxoplasma sólo es peligroso en la mujer embarazada en el caso de que sufra la infección por vez primera y que todavía no haya fabricado anticuerpos; entonces, el toxoplasma coloniza la placenta.

Aspectos de la enfermedad

Toxoplasmosis adquirida asintomática: en el sujeto sano inmunocompetente.

Toxoplasmosis adquirida benigna: síndrome ganglionar.

Toxoplasmosis del sujeto inmunodeprimido: (sida ++), formas sistémicas (neumopatía, miocarditis, encefalitis, insuficiencia hepática o renal).

Toxoplasmosis congénita: infestación transplacentaria. Es la más frecuente de las fetopatías infecciosas: según el país, se cuenta entre 0,6 y 8 casos por cada 1.000 nacimientos.

¿Cuáles son los riesgos para el feto?

Cabe distinguir dos riesgos:

— uno de transmisión del toxoplasma al feto. Este puede recibir el parásito sin desarrollar la enfermedad,

— un riesgo de enfermedad toxoplasmática en el feto.

Estos dos riesgos dependen de factores distintos. La transmisión parasitaria de la placenta al feto es más frecuente cuando ese órgano, más desarrollado, es recorrido por un flujo sanguíneo abundante. La transmisión no es inmediata: siempre hay una demora en cuyo transcurso la placenta se contamina y el feto permanece indemne. La infección del feto se produce a veces en cuanto la sufre la madre; de ahí las posibilidades de su prevención mediante tratamiento médico y la importancia de la supervisión de las analíticas.

La infección fetal no siempre es grave. Su severidad depende del número y la virulencia de los parásitos transmitidos y de la inmadurez inmunitaria del feto. La edad fetal en el momento de la transmisión es, pues, fundamental. Cuanto más tarde se transmita el toxoplasma, menor gravedad entrañarán las lesiones.

Cuando la infección es anterior a la concepción (más de 6 meses), no hay riesgo de toxoplasmosis congénita.

Cuando la infección materna se produce en las semanas que preceden la concepción o antes de la centésima semana de amenorrea, el riesgo de infección fetal es muy débil (alrededor del 1%), pero las lesiones, cuando se dan, son graves. El riesgo de toxoplasmosis congénita es máximo cuando la infección materna se produce entre la décima y la decimosexta semana. El riesgo, no ya de enfermar, sino de transmitir el parásito, es máximo para las infecciones maternas adquiridas tras la decimosexta semana, pero la madurez inmunitaria del feto ha progresado y las infecciones congénitas son entonces benignas o no aparentes. En cualquier caso, los niños deben ser tratados, puesto que formas tórpidas de infección pueden reactivarse muchos años después y dejar secuelas.

El seguimiento de la mujer embarazada

El serodiagnóstico de toxoplasma forma parte de los exámenes obligatorios antes de contraer matrimonio y al inicio de la gestación.

Si una mujer encinta está inmunizada antes del embarazo, el serodiagnóstico es positivo y ello no entraña peligro alguno. Por el contrario, si la serología practicada al inicio del embarazo es negativa, debe controlarse cada 4 a 6 semanas. La mujer debe tomar algunas precauciones: evitar en lo posible a los gatos y a los demás animales domésticos que también puedan transmitir el parásito; ser muy prudente en los cuidados dispensados al gato doméstico; lavarse bien las manos a continuación; y someterse todos los meses a un análisis de sangre que ponga de manifiesto una posible contaminación. La esterilla o cama del gato debe ser limpiada a diario (los ooquistes sólo son infecciosos al cabo de 3 o 4 días).

Evitará comer carne cruda o poco cocida, sobre todo de cordero, y lavará a conciencia la fruta y la verdura que haya estado en contacto con el suelo. Lo más frecuente es que la serología permanezca negativa y que no haya problemas. Si pasa a ser positiva durante el embarazo, la infestación de la madre es segura. El médico juzgará el riesgo de afección fetal en función de los criterios antes descritos. Si el riesgo es bajo, la mujer será tratada mediante antibióticos durante periodos de 10 días al mes hasta el alumbramiento. Este tratamiento sin peligro disminuye en un 60 % el riesgo de transmisión. Pero no es suficiente si el riesgo de afección fetal parece elevado o si dicha afección queda atestiguada por el diagnóstico prenatal de la toxoplasmosis congénita. La ecografía puede entonces mostrar una acumulación de líquido en la cavidad peritoneal, un aumento del volumen hepático, una dilatación de los ventrículos cerebrales. Estos signos de fetopatía, por desgracia, ya son demasiado tardíos. El examen del líquido amniótico (punción amniótica o amniocentesis), sobre todo de sangre del cordón umbilical, permite un diagnóstico más precoz. El método de punción del cordón *in utero* con aguja guiada por ecografía es posible sobre la vigesimocuarta semana. El parásito puede ser reconocido entonces con la ayuda de esta información y demostrarse la infección. También pueden salir a la luz signos biológicos de infección del feto.

El niño mayor

El niño puede ser contaminado de dos maneras: a través de las deposiciones del gato huésped (comiendo hortalizas contaminadas; llevándose los dedos a la boca después de la limpieza del comedero del gato que se utiliza en la casa —sobre todo, cuando los gatos son alimentados con carne cruda—; a consecuencia de lametones, de contacto con la esterilla del animal sucia, etc.) o por la ingestión de quistes presentes en la carne cruda o poco cocida (especialmente, de cordero). Los niños que juegan en las zonas de arena de los parques frecuentados por gatos durante la noche, que acuden allí a hacer sus necesidades, pueden contaminarse al ensuciarse las manos.

La toxoplasmosis suele permanecer asintomática; esto es, que la mayor parte de los individuos han sido infestados sin que se enteren. La toxoplasmosis como enfermedad manifiesta es relativamente rara y el cuadro clínico se resume en el niño en un síndrome gripal: fiebre moderada, malestar general, fatiga, adenopatías, etc.

El análisis de sangre (serodiagnóstico) es el que permite afirmar la presencia de la toxoplasmosis y precisar si es reciente o antigua. La toxoplasmosis que se acompaña de síntomas —manifestada como enfermedad— en el niño se trata con espiramicina. En los casos asintomáticos, no hay tratamiento, ya que no se diagnostican y por regla general se curan de modo espontáneo.

CUADRO CLÍNICO

La enfermedad, raramente aparente desde el punto de vista clínico, llega a ser peligrosa para un individuo inmunodeprimido, así como cuando se trata de toxoplasmosis congénita. En el transcurso del primer trimestre del embarazo, el riesgo de fetopatía es elevado. La mayor parte de los casos no son mortales. La sintomatología, muy variable, va desde la disminución de la agudeza visual hasta graves afecciones del sistema nervioso central. La evolución de la enfermedad es larga, según la inmadurez del sistema inmunitario del neonato.

La toxoplasmosis ocular es frecuente en el recién nacido. El síntoma que aparece con mayor actividad es una coriorretinitis, a la que puede asociarse estrabismo, nistagma o microftalmia. La coriorretinitis del adulto constituye generalmente una secuela tardía de una forma congénita.

La toxoplasmosis adquirida tras el nacimiento es, con frecuencia, benigna y se traduce, en la mayor parte de los casos, en una linfoadenopatía apirética o febril que afecta a uno o más ganglios linfáticos. La curación es espontánea en cuestión de semanas o meses.

TRATAMIENTO

Está indicada la terapia como preventivo de la afectación fetal en las madres que hayan contraído una primoinfestación durante la gestación, así como para curar las formas agudas de la enfermedad.

(También pueden recibir tratamiento los gatos de manera muy precoz a fin de disminuir —es decir, atajar— la eliminación de ooquistes.)

Los productos que se utilizan más a menudo son: la espiramicina durante el embarazo, combinación de pirimetamina con sulfadiazina, añadiéndose corticoterapia en los casos de formas oculares.

Para una mayor eficacia, el tratamiento debe ser prolongado (de 2 a 6 semanas) y precoz.

PREVENCIÓN

En el gato

No debe comer ningún alimento cárnico crudo o poco cocido (mejor alimentos envasados).

Hay que prestar atención a los gatos que salen (contaminación por las presas: ratones, pájaros...).

Las heces de los gatos deben recogerse cotidianamente a fin de que la esporulación no pueda tener lugar. La esterilla del gato o similar debe lavarse con agua hirviendo regularmente.

En el ser humano

Las medidas siguientes tienen que ver con los inmunodeprimidos y las mujeres que presentan una serología toxoplasmática negativa durante el embarazo:

— cocer bien la carne o congelarla previamente,

— limpiar a conciencia las verduras y la fruta que vaya a consumirse cruda,

— lavarse las manos después de cualquier clase de contacto con un gato o con su esterilla, con la carne cruda o el suelo (tanto de la casa como del jardín). Es preferible usar guantes,

— asegurarse de que el gato de la casa esté sano; el animal debe ser objeto de una coproscopia y de dos serologías en intervalos de 2 o 3 semanas. Si está infectado, deberá ser apartado de la casa. En caso contrario, se mantendrán en vigor las medidas descritas,

— desinfección con agua hirviendo, durante 5 minutos, de los objetos sucios o que puedan contener impregnaciones.

Hay que prestar atención a la resistencia de los quistes: sobreviven dos meses en un tejido refrigerado a 4 °C; varios días en uno congelado a las temperaturas usuales (de 3 horas a 11 días a –20 °C).

La cocción los destruye en 3 minutos a 67 °C y en 30 minutos a 50 °C.

En resumen

Es peligrosa para las embarazadas.

Para saber si el gato es susceptible de contaminar su entorno, conviene efectuar, por una parte, una búsqueda de anticuerpos (dos análisis de sangre con un intervalo de 15 días) y, por otra, una búsqueda de ooquistes en las deposiciones, dos veces, dejando 8 días entre ellas.

Fiebre hemorrágica

DEFINICIÓN: ZOONOSIS VÍRICA

La fiebre hemorrágica con síndrome renal (FHSR) es una enfermedad causada por virus (esencialmente, por el virus *Puumala* en Francia) cuyos huéspedes naturales son los roedores. Aunque es en general benigna, en ciertos casos puede entrañar problemas serios y conllevar la hospitalización de las personas infectadas.

Generalmente, todos los casos de esta enfermedad resultan de una contaminación a través de roedores salvajes, los cuales, al parecer, son a menudo los portadores del virus y pueden transmitírselo al hombre. Dicho virus se halla en el origen de epidemias localizadas, vinculadas a un aumento enorme de la población de roedores.

AGENTE PATÓGENO: VIRUS DE HANTAAN

Huéspedes: los únicos conocidos son los roedores salvajes.

Fuente: deposiciones, orines, saliva.

Resistencia: importante en zonas húmedas.

ANIMALES QUE LAS TRANSMITEN: LOS ROEDORES

Las especies huéspedes son los roedores salvajes: ratas de agua, ratones de campo, ratas y ratones comunes.

MODO DE TRANSMISIÓN: POR INHALACIÓN

Los roedores, que son los huéspedes naturales del virus, lo excretan en grandes cantidades a través de sus orines, sus deposiciones o su saliva. El hombre se contamina inhalando el virus presente en las secreciones de los roedores. El huésped natural del virus *Puumala*, responsable de la mayoría de las fiebres causantes del síndrome renal en países como Francia, es el topillo rojo, que habita en los bosques.

Hámster

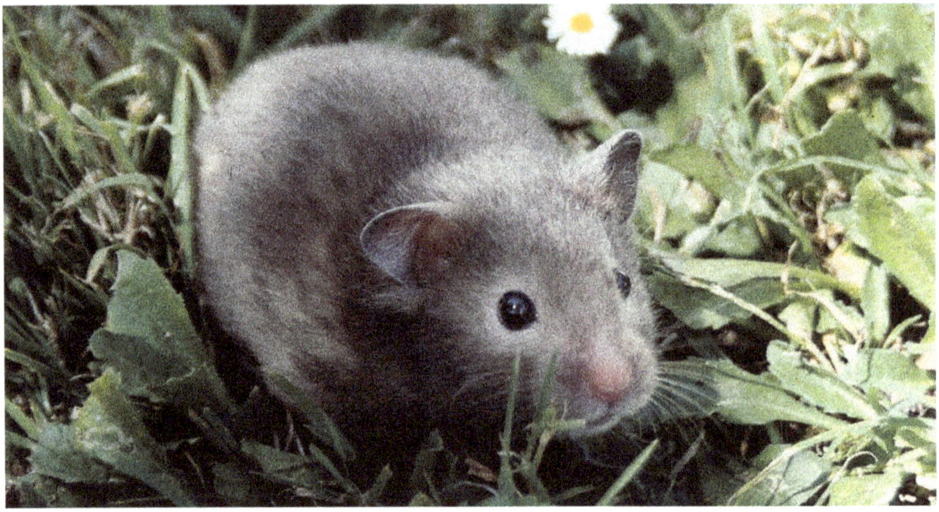

Los síntomas en el animal no son aparentes; la infección pasa desapercibida.

SÍNTOMAS EN EL HOMBRE: «GRIPE»

Aparición de un síndrome gripal: hipertermia, malestar general, dolores musculares, cefaleas, dolores abdominales, y lumbares con congestión característica de la cara. Síndrome hemorrágico reducido en relación con la modalidad asiática, petequia, púrpura, equimosis, hemorragias conjuntivas, epistaxis, trombopenia moderada. Aparición de una proteinuria masiva a partir del tercer día tras una insuficiencia renal; luego, regresión de la proteinuria y mejoría de la insuficiencia renal.

TRATAMIENTO

Ante cualquier signo clínico, como fiebre o escalofríos, con o sin cefalea, eventualmente alteraciones de la visión, sobrevenidos en los dos meses siguientes a la manipulación de madera o a la limpieza de una casa deshabitada, situada en las proximidades de un bosque, o después de haber estado en contacto con roedores (o haber constatado vestigios de un gran número de estos), es importante consultar a un médico, señalándole esa presencia de roedores, susceptible de representar un factor de riesgo de fiebre hemorrágica.

PREVENCIÓN

Si se reside en las proximidades de un bosque, se trabaja en él, o bien si se realiza algún tipo de actividades forestales, hay que:

— evitar el contacto con los excrementos de roedores,

— llevar vendada cualquier herida antes de manipular madera,

— ponerse guantes de caucho o de látex para manipular roedores que estén muertos.

A fin de evitar la inhalación de virus, se recomienda:

— al realizar trabajos en el bosque, utilizar máscara,

— evitar entrar en locales cerrados en el interior del bosque,

— airear y asperjar con agua (o, mejor, desinfectante o lejía) los locales susceptibles de haber albergado a los roedores (preferentemente, utilizar una fregona).

La desratización regular permite evitar la contaminación. Pueden utilizarse distintas técnicas al respecto, como por ejemplo:

— comida envenenada para topillos rojos dispuesta dispersamente a lo largo de las paredes y repuesta a medida que sea consumida,

— trampas (como, por ejemplo, las ratoneras clásicas) cebadas con trozos de zanahoria.

Cualquiera que sea el método empleado, es importante manipular los cadáveres con guantes y quemarlos después de usarlos.

Algunas precauciones que no son demasiado complicadas permiten igualmente evitar que esos roedores entren en los locales:

— situar la comida en lugares inaccesibles para ellos,

— bloquear las aberturas,

— suprimir escondrijos y espacios que puedan ser utilizados por los roedores para cobijarse.

Clamidiosis

DEFINICIÓN:
ZOONOSIS BACTERIANA

Esta enfermedad también recibe el nombre de:

— psitacosis: se trata de una patología común al hombre y a los psitácidos, vinculada al agente del que son portadores,

— ornitosis: es la misma enfermedad, común al hombre y a los no psitácidos; está vinculada al agente de que son portadores los pájaros de familias diferentes a la de los psitácidos.

Se debe a la bacteria *Chlamydia psittaci*. Se trata de un microorganismo intracelular próximo a los bacilos gramnegativos, parásito obligatorio de células, no móvil, cuyo diámetro es de 0,2 a 1,5 μm.

Esta bacteria puede persistir durante meses en las secreciones nasales y las deposiciones de las aves.

ANIMALES QUE LA TRANSMITEN:
LAS AVES

Por lo menos 159 especies de aves son sensibles a la bacteria, de las cuales 57 de psitácidos, entre las que cabe citar a los loros y los periquitos, las paseriformes (canarios, pinzones, diamantes de Gould, gorriones de Java...), las columbiformes (tórtola, paloma), las gallináceas (gallina, faisán, pavo y pintada), las palmípedas (pato y oca), las aves salvajes (gaviota, petrel, avestruz...). Las aves jóvenes son las más afectadas (morbilidad y mortalidad más elevadas en relación con los adultos).

Los mamíferos, entre ellos el hombre, los bovinos y los ovinos, los gatos, los perros y los roedores, son también especies sensibles a la infección por clamidia.

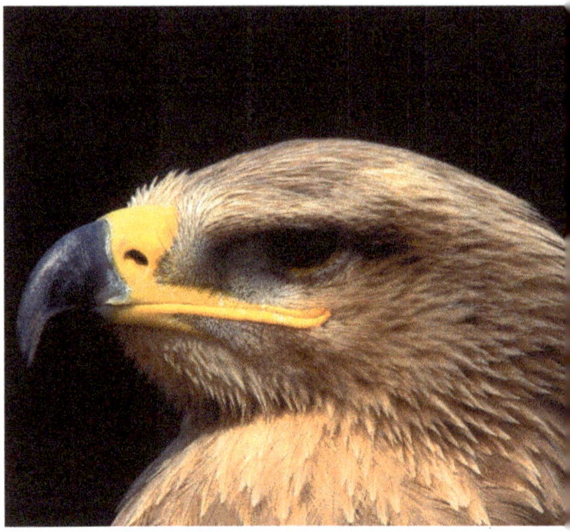

Milano negro

En zonas urbanas, la paloma es el portador principal.

Nota: el viento puede contribuir a la diseminación de las clamidias del mismo modo que las aves salvajes (migración, contactos entre especies importantes), por el arrastre de plumas y excrementos o de partículas de los mismos.

La transmisión de la clamidiosis ovina y caprina al hombre se ha descrito, pero es rara; lo mismo cabe decir de la transmisión de esta enfermedad entre humanos.

MODO DE TRANSMISIÓN:
POR INHALACIÓN O POR CONTACTO

La infección puede ser:

— directa, a consecuencia de picotazos o de manipulaciones (ejemplo: con motivo de cuidados dispensados a un pájaro enfermo o al limpiarle la jaula),

— indirecta, tras inhalar aire contaminado o ingerir alimentos sucios de heces de aves.

Las materias virulentas son sobre todo las heces, las secreciones nasales u oculares, la sangre, las plumas.

El germen penetra, por lo general, por las vías respiratoria y conjuntiva.

SÍNTOMAS EN EL ANIMAL

Aves: pérdida de peso y de apetito, plumas despeluzadas.

Ovejas y cabras: aborto, infección ocular, artritis (corderos).

Los animales infectados no están siempre enfermos, pero aun así pueden transmitir el virus.

La incubación dura desde algunos días hasta varias semanas; la enfermedad se presenta bajo cuatro formas:

— una no aparente,

— una forma sobreaguda: afecta especialmente a los polluelos y a las pequeñas especies exóticas (periquitos ondulados). Se caracteriza por una muerte súbita sin signos previos. Los pájaros afectados no son responsables de la expansión de la enfermedad,

— una forma aguda, que aparece a menudo después de un estrés (superpoblación, enfermedades intercurrentes, falta de higiene, carencias alimentarias...). Se caracteriza por signos de carácter general, como: abatimiento, astenia, hipertermia importante, conjuntivitis, blefaritis, adelgazamiento; problemas respiratorios: distrés respiratorio, estornudos y moquillo nasal seromucoso; problemas digestivos: enteritis con diarrea gris asociada o no con sangre; problemas nerviosos: parálisis, convulsiones que en ocasiones preceden a la muerte, que sobreviene dentro de un plazo de 15 días sin tratamiento,

— una forma de subaguda a crónica: sea sin que se aprecien signos, sea cursando conjuntivitis y problemas respiratorios. Se ha descrito al respecto una disminución de la actividad ponedora de huevos, así como adelgazamiento. La morbilidad, en esta, también es importante, pero la mortalidad es escasa y solo se da en los individuos jóvenes.

SÍNTOMAS EN EL HOMBRE: FIEBRE

La incubación varía entre una y dos semanas, tras las que puede aparecer: fiebre, dolor de cabeza, escalofríos, dolores musculares, tos y secreción nasal. Sin embargo, la enfermedad muchas veces es asintomática.

Reviste una forma más grave en personas de más de cincuenta años de edad.

Se observa un síndrome pseudogripal: síndrome febril asociado a cefaleas, dolores musculares y anorexia. Puede aparecer una neumonía atípica con tos seca. La evolución dura entre 2 y 10 días, siendo posible que aparezcan complicaciones neurológicas (meningitis linfocitaria, encefalitis).

TRATAMIENTO

Debe administrarse antibioterapia a base de tetraciclinas durante al menos 15 días, para evitar el riesgo de recaída. En las formas severas, es útil la oxigenoterapia.

Las tetraciclinas sólo son activas en las clamidias que se encuentran en fase de multiplicación; por eso el tratamiento debe ser prolongado y seguirse durante un mínimo de 45 días. Una vez concluido, al cabo de 10 o 15 días se realizará un test de comprobación.

Las quinolonas tienen una acción bactericida, lo que permite su utilización en períodos cortos.

Prevención

En las aves

La clamidiosis es una enfermedad de declaración obligatoria para la que no existe más que una profilaxis:

— evitar cualquier clase de estrés (superpoblación, cambio de condiciones de vida, higiene deficiente, transporte largo y en malas condiciones...),

— evitar el contacto entre pájaros provenientes de horizontes distintos o con aves salvajes,

— tomar medidas en la importación (cuarentena, tratamiento preventivo de 45 días de los animales sospechosos, marcación de los pájaros para evitar que se trafique con ellos...),

— realizar controles y detecciones serológicos,

— reducir las poblaciones de pájaros en las ciudades, intentando limitar sus puestas,

— desinfectar los locales, jaulas y utensilios utilizando vapores de formol, cloruro de benzalconio, alcohol yodado, alcohol a 70 °C, agua oxigenada o incluso esterilización por calor seco,

— tratar las crías afectadas; eliminar las enfermas.

En el hombre

Las reglas generales de higiene deben respetarse. Incluso es aconsejable la utilización de máscaras y guantes en la limpieza de las jaulas y al manipular aves muertas. Debe prestarse especial atención a las personas que presenten una patología pulmonar crónica; la ornitosis puede ser reconocida como enfermedad profesional (criadores, trabajadores de los mataderos, de salas de despiece e instalaciones de transformación de aves).

Brucelosis o fiebre de Malta

DEFINICIÓN:

ZOONOSIS BACTERIANA

El perro se infecta con la *Brucella canis*, del mismo modo que el gato y otros tantos animales carnívoros; asimismo, puede hospedar las *B. melitensis, abortus* y *suis*. Desempeña, pues, un papel importante en la epidemiología de la brucelosis del ganado. A menudo asintomáticas, las brucelosis del perro se traducen en problemas reproductivos: aborto en las hembras; esterilidad en los machos... En contacto con los animales carnívoros, el hombre es infectado por las distintas *Brucella*. La *B. melitensis* es la responsable de las formas más graves de la enfermedad, cuyo pronóstico puede ser sombrío. La *B. abortus* y la *B. canis* entrañan formas mucho más benignas.

La brucelosis canina causada por la *Brucella canis* ha sido identificada en el mundo entero: en Norteamérica (Canadá, Estados Unidos y México), Sudamérica (Argentina, Brasil, Chile, Perú), en Asia (China, Japón, Filipinas), en África (Madagascar, Nigeria, Túnez) y en Europa (Alemania, Chequia, España, Italia, Reino Unido). Provoca abortos epizoóticos en las perreras. Cada año, la OMS registra quinientos mil casos de brucelosis humana. En su mayor parte, son debidos a la *B. melitensis*. La literatura describe treinta y cinco casos de infección humana causada por la *Brucella canis*, pero la patología está ciertamente muy infradiagnosticada.

ANIMALES QUE LA TRANSMITEN:

LOS RUMIANTES Y LOS CARNÍVOROS

El hombre, todos los rumiantes, équidos y camélidos domésticos o salvajes, el perro, el gato, así como carnívoros salvajes (lobo, zorro, coyote, chacal, hiena, licaón) son receptivos a la *B. abortus* y la *B. melitensis*. La *B. canis* infecta al perro, a ciertos carnívoros salvajes (lobo, zorro, coyote y lince) y a los primates (simio y hombre). En el hombre, esta brucelosis es menos grave que las causadas por las otras especies.

Todas las especies animales pueden ser responsables de la infección

LO MÁS CIENTÍFICO

Agente patógeno: Brucella.
El género Brucella agrupa seis especies: abortus, melitensis, suis, canis, neotamae y ovis.
Solamente las cuatro primeras infectan al perro.
Son bacterias aerobias de pequeño tamaño (0,6 a 1,5 µm de longitud por 0,4 µm de anchura) que se presentan en forma de cocobacilos gramnegativos, inmóviles, no encapsulados ni esporulados, que se evidencian con la coloración de Stamp.
A partir de cultivo, la B. abortus, la B. melitensis y la B. suis aparecen en forma de colonias lisas (o S), mientras que la B. canis y la B. ovis forman colonias rugosas (o R).
Las Brucella resisten en el medio exterior: hasta 35 días en un pasto sombreado.
Son sensibles al calor (la pasteurización las destruye en la leche) y a los desinfectantes usuales (compuestos yodados, amonios cuaternarios).

del hombre. Los roedores y los lagomorfos familiares raramente sufren la afección, de modo que no se conoce ningún caso de transmisión al hombre a través de ellos. En Europa, la infección del hombre se produce, en la mayor parte de los casos, a partir de los animales de explotaciones ganaderas y similares.

MODO DE TRANSMISIÓN: POR VÍA CUTÁNEA Y DIGESTIVA

Las materias virulentas están esencialmente constituidas por todos los productos del aborto. En la brucelosis causada por la *B. abortus* o la *B. melitensis*, la leche de los rumiantes es una fuente de materias virulentas tanto para el perro común como para el hombre. En cambio, en el caso de la *B. canis*, la bacteria está presente en una cantidad muy pequeña en la leche materna. Esta última, pues, interviene poco en la contaminación de los cachorros. Tanto en el perro como en el hombre, el germen penetra por las cuatro vías cutáneo-mucosas: tegumento y mucosas respiratoria, ocular, orofaríngea, genital y sobre todo digestiva. Los perros se contaminan de manera directa (contacto directo, brote) o indirecta (olfateo y/o ingestión de productos contaminados). Con la *B. canis*, hay contaminación *in utero*; con la *B. abortus*, también se observa transmisión vertical. En las granjas, los perros son infectados por la *B. abortus* y la *B. melitensis*, básicamente al ingerir placentas procedentes de animales brucelósicos.

Para la brucelosis del tipo *B. abortus* y *B. melitensis*, el perro, portador asintomático que contamina al ganado, constituye un huésped. Asimismo actúa como vector mecánico diseminando fragmentos de placenta o de abortos contaminados. Igualmente, también el gato podría estar implicado y lo mismo cabe decir de algunos roedores salvajes, que también son huéspedes del agente patógeno. Los abortos y placentas son las fuentes más importantes de bacterias. Así, la perra disemina las *Brucella* hasta seis semanas después de haber abortado. El líquido seminal y la orina de los machos desempeñan un papel más limitado en la transmisión. Sin embargo, el germen se halla presente en gran cantidad durante muchas semanas e incluso meses.

SÍNTOMAS EN EL ANIMAL: ABORTO

Los síntomas son idénticos sea cual sea la clase de la *Brucella* implicada. Las formas no aparentes son las más frecuentes.

En la hembra grávida, el aborto sobreviene en cualquier momento de la gestación, aunque comúnmente entre los días 45 y 60. En algunos casos, los cachorros nacen muertos o mueren enseguida. En la mayor parte de los casos, las hembras que han abortado alumbran después con normalidad.

En el macho, se observa un apaciguamiento en el comportamiento sexual, asociado a la evolución de orquitis, epididimitis, de fenómenos degenerativos y de atrofias testiculares unilaterales o bilaterales, de dermatitis escrotales y de prostatitis. Al final, el animal queda estéril.

SÍNTOMAS EN EL HOMBRE: FIEBRE, ARTRITIS

En el caso de brucelosis causada por la *B. melitensis* y la *B. abortus*

Se observa fiebre intermitente, sudores abundantes y de olor fuerte (olor

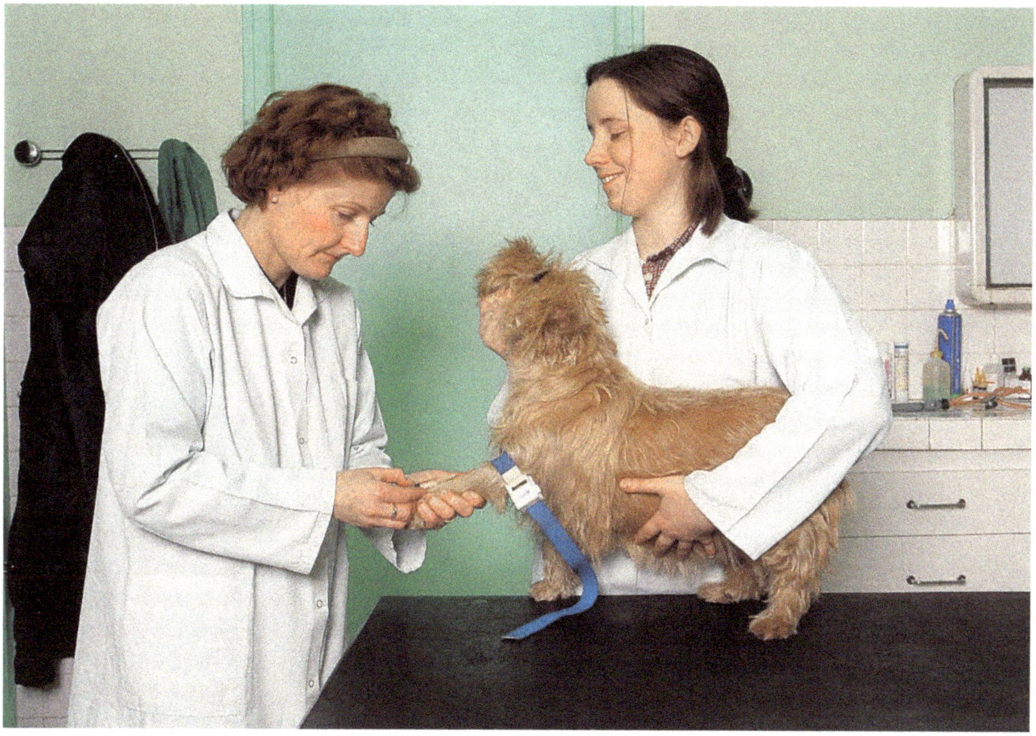

La detección serológica es lo primero, ante una sospecha de brucelosis
© Hermeline/Cogis

de paja podrida), dolor (mialgia, artralgia, dolores óseos). Cuando la enfermedad entra en una fase subaguda, la fiebre puede persistir y los síntomas varían según cuál sea el órgano colonizado:

— orquiepididimitis unilateral con edema de escroto que evoluciona hacia la curación sin secuelas en cuestión de unos diez días,

— poliartritis, periartritis, hidartrosis, espondilitis o sacroileítis con localización articular,

— problemas digestivos, hepáticos, afecciones pulmonares, meningitis, endocarditis, nefritis, eccema.

La brucelosis puede evolucionar después hacia una forma crónica en caso de persistencia de focos microbianos, especialmente tras un fracaso terapéutico; se aprecia entonces una astenia con dolores articulares.

En el caso de formas menores
Son frecuentes en la infección causada por la *B. abortus*. De manera transitoria, aparece un estado pseudogripal.

Brucelosis causada por la *B. canis*
Se han dado muchos casos asintomáticos. Fiebre, fatiga, linfoadenomegalia y pérdida de peso representan los signos clínicos más frecuentes. Raramente se han constatado complicaciones como endocarditis, meningitis, artritis, hepatitis y abscesos viscerales.

Tratamiento

Habida cuenta de la localización de la bacteria, la eficacia de los antibióticos es limitada. Hay que elegir una molécula de penetración intracelular.

La administración durante dos semanas de una combinación de tetraciclina y estreptomicina, seguida de un tratamiento únicamente con tetraciclina durante las dos semanas siguientes, permite una curación bacteriológica que, sin embargo, no es sistemática.

PREVENCIÓN

En relación con el animal, no existe profilaxis médica. La prevención de la brucelosis causada por la *B. canis* descansa en las medidas sanitarias clásicas: control serológico regular, particularmente antes del brote, de los animales presentes en la perrera, eliminación de los positivos, aislamiento de las hembras con motivo del parto, desinfección regular de los locales de cría, detección sistemática (dos serologías con un intervalo de tiempo de 30 días) y cuarentena en el caso de introducción de nuevos animales.

Para prevenir la infección del perro por la *B. abortus* y la *B. melitensis*, que se fundamenta esencialmente en la prevención de la brucelosis en los rumiantes, hay que impedir que los perros puedan acceder a los productos abortivos.

Debe efectuarse un control serológico de todos los animales carnívoros presentes en las explotaciones contaminadas.

Los diagnósticos de brucelosis caninas son objeto de declaración obligatoria a las autoridades sanitarias.

En relación con el hombre, en algunos países no existe una reglamentación relativa a las brucelosis caninas. No hay ninguna prohibición relativa a la tenencia de animales seropositivos, pero, dados los riesgos para la salud humana, se considera aconsejable la eutanasia o, cuando menos, su castración.

Hay que utilizar guantes en la manipulación de animales sospechosos y de los productos abortivos.

Arbovirosis

Definición: zoonosis vírica

El término *arbovirosis* proviene del acrónimo de ar*thropode* bo*rna* virus, el cual es transmitido vértebra a vértebra por un artrópodo hematófago (mosquitos, flebótomos, garrapatas...) que actúa como vector biológico. Tras la ingestión de sangre, la multiplicación vírica se efectúa en el interior del artrópodo (glándulas salivares, ganglios nerviosos, paredes intestinales); después este retransmite el virus, con sus picaduras.

Animales que la transmiten: los artrópodos

Las especies que pueden albergar arbovirus son muy numerosas: mamíferos (entre ellos los caballos), las

Tras un paseo por el bosque, hay que verificar que el perro no tenga garrapatas © Foto de la autora

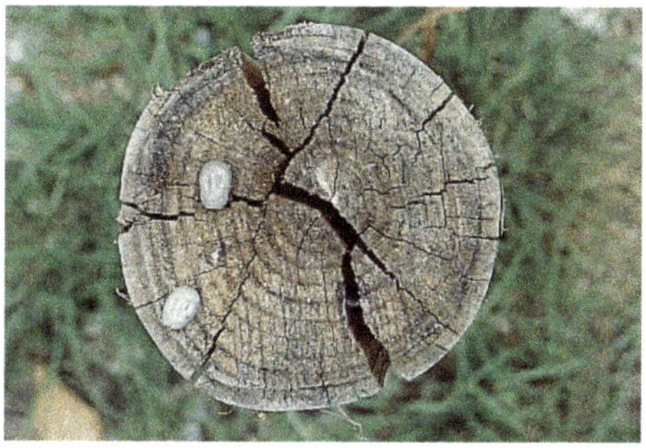

El mosquito es un vector biológico de la enfermedad

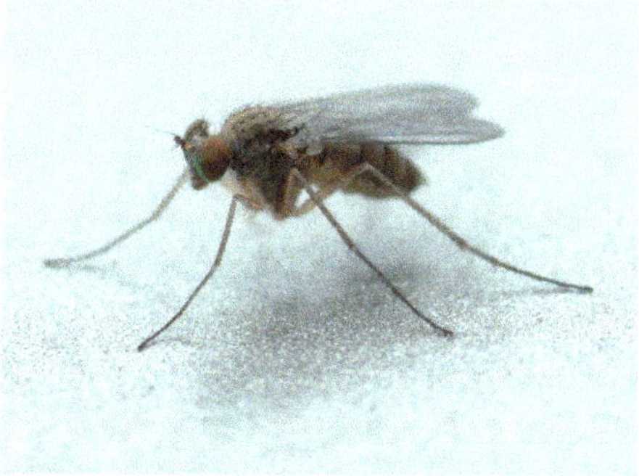

Lo más científico

Agente patógeno: virus.
Son virus de pequeño tamaño (con mayor frecuencia entre 25 y 100 µm), envueltos, en tanto que poco resistentes en el medio exterior fuera de estructuras celulares. Salvo algunas excepciones, los arbovirus conocidos pertenecen a cinco familias:

— Togaviridae: son virus esféricos, con ARN monocatenario, envueltos, de cápside icosaédrica, y diámetro de 50 a 70 µm. De los tres géneros que comprende esta familia, sólo el Alphavirus se compone de arbovirus (28 virus del antiguo grupo A).

— Flaviridae: también son viriones esféricos, con ARN monocatenario, envueltos, de cápside icosaédrica, y diámetro de 40 a 50 µm. Sólo el género Flavivirus presenta arbovirus en su seno (68 virus del antiguo grupo B).

— Bunyaviridae: son viriones esféricos, con ARN monocatenario de diámetro entre 90 y 100 µm. Tiene cuatro géneros que comprenden arbovirus: los Bunyavirus (Ɓ8 virus), los Phlebovirus (38), los Nairovirus (24) y los Ukuvirus (6).

— Reoviridae: son viriones esféricos, no envueltos, de cápside icosaédrica, con ARN bicatenario y diámetro de 60 a 80 µm. Dos géneros comprenden arbovirus: Orbivirus (68 virus) y Coltivirus (1).

— Rhabdoviridae: son virus en forma de bala de fusil, con ARN monocatenario. Los géneros Lyssavirus (16 virus) y Vesiculovirus (18) comprenden arbovirus.

aves, los reptiles y, por supuesto, los artrópodos.

Las aves son especialmente las especies portadoras de arbovirus que garantizan que la infección perdure, gracias a sus desplazamientos y migraciones.

MODO DE TRANSMISIÓN: POR PICADURAS

El artrópodo pica al animal y, mientras succiona su sangre, le «inyecta» el virus en ella.

SÍNTOMAS EN EL ANIMAL: A MENUDO NO APARENTES

Esto dificulta la lucha contra el ciclo del parásito, puesto que la infestación sólo se detecta tras la transmisión y no antes.

SÍNTOMAS EN EL HOMBRE: FIEBRE, GRIPE

La incubación dura un promedio de 1 a 10 días, despúes de la picadura infecciosa, que frecuentemente pasa desapercibida. Luego viene una fase virémica, a menudo febril, pseudogripal. Se distinguen tres grandes cuadros clínicos:

Síndromes Dengue-Like
Son síndromes agudos, álgicos, febriles (39-40 °C). Los dolores se presentan en general intensos: cefaleas, mialgias, artralgias, lumbalgias, fotofobia, acompañadas o no de bradicardia, así como de rash cutáneo inconstante.

También pueden darse problemas digestivos, como diarreas, náuseas, vómitos. La astenia hace acto de presencia.

La evolución es espontáneamente favorable, sin secuelas, y en cuestión de unos diez días, los signos clínicos remiten, a excepción de los dolores y la astenia. Son posibles las recaídas. La inmunidad es específica y duradera.

Síndromes encefalíticos
Predomina la afección del sistema nervioso central y es la causa de meningitis, encefalitis o mielitis más o menos severas.

Se da con frecuencia un síndrome febril y vómitos. En fase de estado, se pueden observar problemas motores (parálisis, convulsiones), vegetativos (anomalías del ritmo respiratorio y cardiaco), de conciencia (excitación) y psíquicos (ansiedad, risa inapropiada).

La evolución puede, tras unos diez días, desembocar en una curación espontánea total o con secuelas neurológicas, en ocasiones dramáticas, o en un coma neurológico fatal. La inmunidad es específica y duradera.

Síndromes hemorrágicos
Aquí la fase de estado se caracteriza por el advenimiento de hemorragias, que pueden ser benignas y con complicaciones del síndrome Dengue-Like (epistaxis, hemorragias gingivales) o severas, múltiples y masivas (hemoptisis, melenas, metrorragias...), acompañadas frecuentemente de shock hipovolémico.

La evolución conduce a la muerte (niño) o a una curación completa sin secuelas. La inmunidad es específica y duradera.

TRATAMIENTO

Sintomático: reposo, antipiréticos, analgésicos.

PREVENCIÓN

La lucha, sanitaria o médica, contra las arbovirosis ha devenido delicada, en razón de los ciclos epidemiológicos complejos de estos virus, de su huésped salvaje incalculable y mal conocido y de numerosos vectores. Con todo, se puede intentar limitar la pululación de artrópodos a través de medidas químicas y biológicas y debe protegerse a la población humana receptiva con medidas biológicas (vacunación contra la encefalitis japonesa, por ejemplo) o mecánicas (mosquiteras, ropa adecuada, revulsivos...).

Coxielosis o fiebre Q

DEFINICIÓN: ZOONOSIS BACTERIANA

La fiebre Q (también llamada coxielosis, neumorickettsiasis, enfermedad de los Balcanes e incluso otras denominaciones) fue descubierta en Australia en los años treinta del siglo XX.

Los huéspedes animales son múltiples: están representados fundamentalmente por las garrapatas, los rumiantes y los roedores, si bien el agente infeccioso —*Coxiella burnetti*— ha sido encontrado también en numerosos mamíferos y aves. Los rumiantes y los roedores o los lagomorfos infestados constituyen las fuentes de contaminación para los animales carnívoros domésticos. La enfermedad permanece con frecuencia asintomática en los perros y los gatos, mientras que en el hombre se manifiesta de manera aguda, en forma de un síndrome pseudogripal.

AGENTE PATÓGENO: *COXIELLA BURNETTI*

La fiebre Q es debida a una rickettsia, la *Coxiella burnetti*, único representante del género *Coxiella*.

Se trata de un cocobacilo, polimorfo, intracelular, gramnegativo, que puede existir en forma de espora, lo que explicaría su gran resistencia en el medio exterior: puede sobrevivir hasta quinientos días en un entorno seco.

Se encuentra en la sangre de los mamíferos, las deposiciones de las garrapatas, los excrementos de los mamíferos y puede recorrer largas distancias con las polvaredas o por medio de objetos.

ANIMALES QUE LA TRANSMITEN: LOS DE EXPLOTACIONES GANADERAS Y SIMILARES

Animales domésticos: sobre todo ovejas, cabras, bovinos y gatos.

Animales salvajes: especialmente los roedores (ratas de agua, ratones y ratas comunes, ratones de campo, musarañas) y los lagomorfos salvajes, así como erizos, murciélagos, muchas especies cinegéticas, anfibios y tal vez reptiles.

Las garrapatas desempeñan un papel de huéspedes amplificadores: se infestan por ingestión de sangre,

LO MÁS CIENTÍFICO

El género Coxiella sólo tiene una especie. Este germen (de 0,2 a 0,4 µm x 0,4 a 1 µm) vive en un pH 4,8 en el fagolisosoma de los macrófagos de los huéspedes que infesta. Su estructura es próxima a la de las bacterias gramnegativas, pero adquiere bien la coloración mediante fucsina básica por el método Giménez. Aparece bajo una forma cocobacilar roja en las vacuolas de las células infectadas.

La bacteria presenta una forma esporulada que puede resistir durante mucho tiempo en el medio exterior (hasta seis meses). Da muestras de una gran termoestabilidad (1 hora a 60 °C; 30 minutos a 70 °C) y de una gran resistencia a muchos antisépticos: formol 5%, fenol, hipoclorito 0,5%, amonios cuaternarios; pero se destruye en 30 minutos con éter, cloroformo al 5% y etanol a 70 °C.

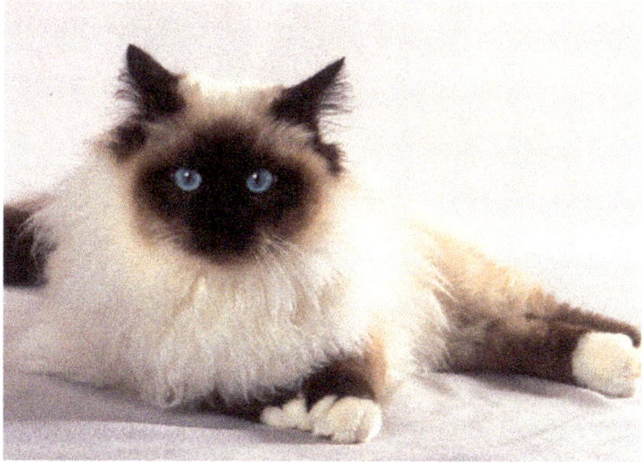

Gato sagrado de Birmania

luego el germen se multiplica en la mucosa y el tubo digestivo, así como en las glándulas salivares. Los estudios serológicos revelan la infección en numerosos pájaros, entre ellos las palomas, gorriones, golondrinas. Pueden infectarse:

— por vía cutánea a consecuencia de una picadura de garrapata o porque se hayan depositado deyecciones virulentas en la piel lesionada,

— por vía digestiva: este sería el caso, por ejemplo, de las aves carroñeras o carnívoras que se infectan al ingerir presas contaminadas (roedores...),

— por vía respiratoria; es decir, por inhalación de partículas de polvo contaminadas.

MODO DE TRANSMISIÓN: POR INHALACIÓN O CONTACTO

La transmisión puede ser indirecta, por medio de la intervención de un vector artrópodo que transmite el germen con sus picaduras (raro) o, lo que es más frecuente, al depositarse deyecciones virulentas en la piel lesionada. También puede estar implicado un vector inanimado, sea polvo virulento o de productos animales (aspiración de polvo contaminado; contacto directo con animales infestados, con sus excreciones o de persona a persona; consumo de leche cruda contaminada).

La saliva, los tejidos y las deyecciones son las principales materias virulentas de los artrópodos.

En las aves, las materias virulentas son la sangre, las heces, las expectoraciones y los huevos. El germen se encuentra en el bazo y en los riñones, donde puede persistir cinco meses. La *Coxiella burnetti* puede resistir 42 días en las heces. En el medio exterior, las materias virulentas son el suelo sucio y el polvo.

Los animales, la mayor parte de las veces, se infectan por vía digestiva o respiratoria, antes que por picadura de garrapata. Los carnívoros lo hacen husmeando, o ingiriendo leche, orina, placenta o carne procedentes de animales infestados.

Se supone que los gatos se infectan en la caza de roedores o de lagomorfos contaminados.

También pueden contaminarse entre ellos. Entonces, la infección se produce a menudo de manera indirecta, en contacto con el ambiente, ya que el germen perdura mucho tiempo en el medio exterior.

SÍNTOMAS EN EL ANIMAL: NO APARENTES

Ni los roedores ni las aves presentan síntoma alguno.

El diagnóstico clínico se revela imposible.

Para el diagnóstico experimental, pueden utilizarse estas fuentes de información: expectoraciones, deposiciones, sangre, muestras de órganos (bazo, riñón).

Puede hacerse una prospección bacteriológica por inoculación a roedores de laboratorio (aislamiento del germen en frotis de bazo, por ejemplo), por cultivo en huevo embrionado. En los carnívoros domésticos, la fiebre Q es asintomática en la mayor parte de los casos. En el gato se ha observado fiebre, letargo y anorexia. También se han constatado abortos. La mortinatalidad es frecuente en las camadas de carnívoros infectados.

SÍNTOMAS EN EL HOMBRE: PSEUDOGRIPE

La enfermedad se presenta bajo tres formas:

— una no aparente, que es la más frecuente,

— una forma aguda, cuya duración media de incubación es de 3 semanas. La fase de inicio se caracteriza por un síndrome febril pseudogripal (hipertermia, escalofríos, cefaleas, mialgias...), en general durante menos de 15 días. La afección pulmonar, inconstante, origina tos seca, acompañada de dolores torácicos. La afección hepática, a menudo frecuente, es responsable de vómitos, náuseas y a veces diarrea. Más raramente, puede darse una esplenomegalia, signos renales (proteinuria), signos cardiovasculares (pericarditis y miocarditis agudas), una afección meníngea.

Estas formas tienen buen pronóstico.

— una forma crónica: las endocarditis, aparecidas entre los 3 y los 20 años posteriores a una fiebre Q aguda, afectan, la mayor parte de las veces, a hombres adultos que presentaron inicialmente una valvulopatía o estuvieron en contacto con ganado. También se encuentran casos registrados de hepatopatía crónica u osteomielitis.

El pronóstico, más desfavorable, queda supeditado a la gravedad de las lesiones cardiacas.

TRATAMIENTO

Antibióticos administrados durante 15 días como mínimo (doxiciclina, fenólicos, macrólidos).

En fase aguda, el antibiótico de elección es la doxiciclina durante 3 semanas.

En fase crónica, puede combinarse doxiciclina y rifampicina, por lo menos durante 2 años.

PREVENCIÓN

En el hombre, se fundamenta en:

— respetar las reglas de higiene,

— utilizar guantes y máscara,

— desinfectar el lugar de trabajo.

Deberá realizarse un diagnóstico serológico sobre todo el personal de un local de trabajo, cuando la enfermedad se declare en algún empleado. Existen vacunas para el hombre y para el animal, pero actualmente las utilizadas en las zonas de riesgo desencadenan reacciones locales.

Las personas que presentan riesgo de desarrollar una forma crónica (mujeres embarazadas, personas afectas de valvulopatía, aneurisma o inmunodepresión) deben evitar cualquier clase de contacto con animales infectados. Durante el alumbramiento y los días siguientes, hay que usar guantes y máscaras al manipular tanto los carnívoros sospechosos como sus camadas.

En los animales, la profilaxis es esencialmente sanitaria: destrucción de las garrapatas y limpieza de jaulas.

Gripes (gripes aviarias, peste aviaria)

DEFINICIÓN: ZOONOSIS VÍRICAS

La peste aviaria o aviar figura en la lista de las enfermedades consideradas legalmente contagiosas.

Las aves son un grupo enorme de huéspedes: albergan cepas patógenas para el hombre.

AGENTES PATÓGENOS: VIRUS *INFLUENZA* TIPO A

Los virus gripales aviarios son virus *Influenza* del mismo tipo A que el de las gripes humana, equina y porcina.

Estos virus se presentan en forma de partículas envueltas, de 80 a 120 μm de diámetro, erizadas de espículas. Tiene una nucleocápside de simetría helicoidal compuesta de un ARN monocatenario ligado a una o más proteínas.

Raza Plymouth

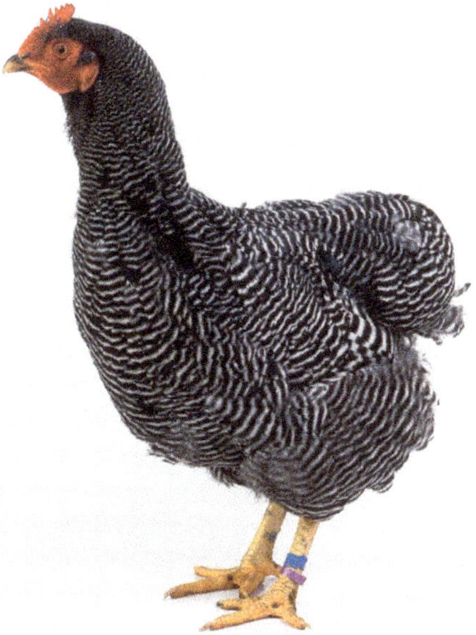

ANIMALES QUE LAS TRANSMITEN: LAS AVES, LOS CERDOS

Las aves, sobre todo las especies salvajes, constituyen, junto con el cerdo, los principales huéspedes de los virus gripales. Pero todas las especies sensibles son susceptibles de desempeñar el papel de huésped.

Las especies domésticas más sensibles son la gallina, el pavo, raramente el faisán, la codorniz o la pintada. El pato doméstico es muy resistente a la enfermedad.

Algunos de los virus aislados en las aves son capaces de infectar a otras especies sensibles, como el cerdo, los équidos o el hombre.

También son sensibles a los virus gripales otros mamíferos, como los mustélidos (hurón, visón), los rumiantes, los carnívoros domésticos, los pinnípedos, los cetáceos, los primates no humanos.

Los jóvenes son más sensibles y cualquier clase de estrés puede provocar el desencadenamiento de la enfermedad.

MODO DE TRANSMISIÓN: POR VÍA RESPIRATORIA O DIGESTIVA

Todos los órganos y tejidos de sujetos transmisores son virulentos, al igual que los huevos.

El virus es excretado en las secreciones respiratorias y en las materias fecales, especialmente por parte de las aves, lo que explica la contaminación del agua.

El virus gripal penetra fundamentalmente por las vías respiratoria y digestiva.

La transmisión es sobre todo directa, por contacto hombre-animal.

La transmisión indirecta, vinculada a la contaminación del suelo, los alimentos, el agua, el material y los locales favorece la propagación de la enfermedad al hombre y a otras especies animales.

SÍNTOMAS EN EL ANIMAL: DECAIMIENTO GENERAL

Los signos clínicos aparecen tras una incubación de 1 o 2 días y pueden prolongarse por espacio de una semana.

Se distinguen tres clases de formas:

— las sobreagudas y agudas (peste aviar): se caracterizan por una afección importante del estado general, una posible muerte súbita en los jóvenes, cianosis de la cresta y de las barbas, edema de la cabeza y del cuello, sinusitis, diarrea verdosa; en ocasiones, problemas respiratorios y nerviosos. Las aves mueren en 1 o 2 días, en el 90% de los casos,

— las subagudas: se caracterizan por una afección del estado general, problemas respiratorios (coriza, aerosaculitis), caída de la puesta y morbilidad elevada. La mortalidad puede alcanzar del 50 al 70% de los individuos,

— las incompletas: los signos clínicos están ausentes; a veces pueden observarse ligeros problemas respiratorios asociados a una disminución de la actividad ponedora.

SÍNTOMAS EN EL HOMBRE: FIEBRE

Tras una incubación corta, en ocasiones de menos de 24 horas, el hombre presenta un síndrome febril (hipertermia, escalofríos). Cefaleas, enrojecimiento del rostro, sudores abundantes, mialgias, anorexia y astenia son los síntomas más frecuentes.

Las personas de edad, los niños pequeños (en los que pueden observarse signos digestivos: diarrea, vómitos), las mujeres embarazadas o las personas afectas de determinadas enfermedades metabólicas (diabetes) son más sensibles.

TRATAMIENTO

Ante todo es sintomático: reposo, analgésicos, antipiréticos, antibioterapia.

PREVENCIÓN

La prevención en el hombre descansa principalmente en la utilización de vacunas. La peste aviar se incluye, en todas sus formas, en las listas de enfermedades consideradas contagiosas para todas las especies de aves. En caso de sospecha o constatación de peste, el foco debe ser declarado y sometido a diagnóstico de comprobación. Si se confirma, se activan los mecanismos previstos por las autoridades sanitarias.

Melioidosis (pseudomuermo)

DEFINICIÓN: ZOONOSIS BACTERIANA

Enfermedad virulenta y contagiosa, que comparte características con el muermo (ulceraciones, flujo de la mucosa nasal e infarto de los ganglios linfáticos).

AGENTE PATÓGENO: *PSEUDOMONAS PSEUDOMALLEI*

También recibe el nombre de bacilo de Whitmore. Este agente patógeno puede resistir muchos meses en el medio exterior. Es muy poco sensible a los antisépticos; sin embargo, es destruido por la lejía.

ANIMALES QUE LA TRANSMITEN: TODOS

Ratas, cobayas, conejos, carnívoros, caballos y otros rumiantes, cerdos, etc.

Foco de melioidosis

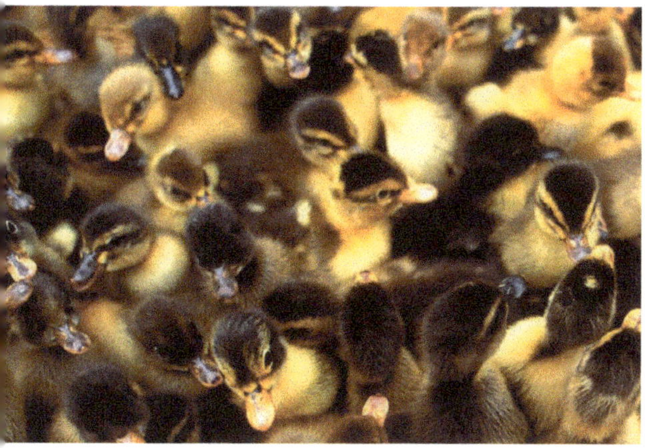

MODO DE TRANSMISIÓN: CUTÁNEA

El medio exterior impregnado de deposiciones de animales portadores constituye la fuente del agente patógeno.

La transmisión se realiza por vía cutáneo-mucosa, bien de modo indirecto —por picadura o deyecciones de artrópodos hematófagos que ensucien heridas por medio del agua o de la tierra contaminada—, bien de modo directo —con ocasión de manipulaciones y caricias (la contaminación interhumana es rara)—. La vía digestiva parece excepcional.

SÍNTOMAS EN EL ANIMAL

Polimorfos.

SÍNTOMAS EN EL HOMBRE: FIEBRE

Incubación de duración variable:

— forma aguda: hipertermia, tuphos, a menudo cefaleas, disneas, mialgias, artralgias,

— forma subaguda: neumopatía, linfoadenitis, parotiditis, pionefrosis,

— formas crónicas localizadas en el hígado, los pulmones y sobre todo en el tejido óseo,

— forma latente o no aparente.

TRATAMIENTO

Antibioterapia.

PREVENCIÓN

Reside en las medidas sanitaria y de higiene: combatir los artrópodos, llevar guantes, limpiar los sitios, etc.

Neumocistosis

DEFINICIÓN:
ZOONOSIS PARASITARIA

Se llama también neumonía intersticial plasmocelular o de plasmocitos de Ammich.

AGENTE PATÓGENO: PARÁSITO

Pneumocystis carinii, protozoo para la mayor parte de los autores.

ANIMALES QUE LA TRANSMITEN

Cobaya, conejo, ratón, rata, perro, gato, oveja, etc.

MODO DE TRANSMISIÓN:
RESPIRATORIA

Las expectoraciones y deposiciones que contienen quistes constituyen la fuente del agente patógeno. Este se transmite por vía respiratoria, de manera indirecta (por medio de polvo inhalado o ingerido por insectos) o directa (de un ser enfermo a otro sano).

La contaminación interhumana existe; en particular, puede haber infección congénita.

SÍNTOMAS EN EL ANIMAL

Los síntomas son respiratorios, pero la mayor parte de las veces se constata una evolución asintomática.

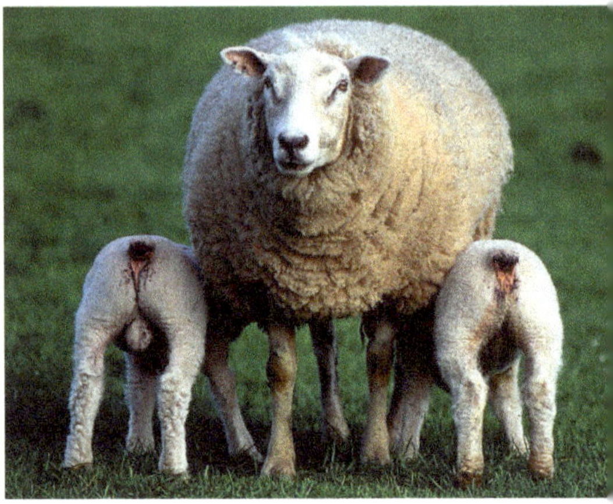

Vectores de neumocistosis

SÍNTOMAS EN EL HOMBRE

Se observa una neumonía atípica, apirética, a menudo acompañada de diarrea, disnea, cianosis; en ocasiones, tos.

TRATAMIENTO

Melfalano de 12 a 15 días. El cotrimoxazol y la pirimetamina-sulfadoxina parecen dar los mejores resultados.

PREVENCIÓN

En el plano sanitario: respetar las normas de higiene personal y las que corresponden en la relación con los animales.

En el plano médico: cotrimoxazol y pirimetamina-sulfadoxina.

Peste

DEFINICIÓN:
ZOONOSIS BACTERIANA

La peste es una zoonosis bacteriana que el hombre contrae básicamente en contacto con los roedores y sus pulgas. Los carnívoros, que se infectan mediante la ingestión de roedores o al convertirse en huéspedes de las pulgas de aquellos, constituyen una fuente de contaminación que no debe ser menospreciada por el hombre, en caso de mordedura, arañazo o simple contacto.

La curación espontánea es posible, pero, en ausencia de tratamiento, lo más frecuente es que la evolución sea fatal.

AGENTE PATÓGENO:
YERSINIA PESTIS

La peste es provocada por un bacilo (1,5 x 0,4 μm) aero-anaerobio facultativo, gramnegativo, inmóvil, de coloración bipolar: el *Yersinia pestis*. Es sensible al calor y a la desecación, no resiste más de unas 2 o 3 horas en el medio exterior, en los cadáveres, el pus o las expectoraciones. Por el con-trario, el bacilo sobrevive hasta 11 meses en el interior de los terrarios de roedores infectados, hasta 18 meses en las deyecciones de las pulgas, y hasta 11 días en los cadáveres de insectos hematófagos.

ANIMALES QUE LO TRANSMITEN:
LOS ROEDORES Y LAS PULGAS

Los animales carnívoros domésticos o salvajes también son víctimas de la peste. El gato es una importante fuente de infestación para el hombre, ya que está en contacto con roedores salvajes, cuando caza, y porque es muy sensible a la enfermedad.

Los cánidos son menos sensibles que los felinos. Las pulgas son los vectores de la enfermedad. Se infectan picando a los sujetos que ya lo están y luego el bacilo se multiplica en su tubo digestivo. La *Ctenocephalides feus*, la pulga más extendida entre los carnívoros domésticos, es incapaz de transmitir la enfermedad.

Los roedores y sus pulgas desempeñan un papel esencial como portadores de la peste.

MODO DE TRANSMISIÓN:
POR VÍA ORAL, CUTÁNEA Y PICADURA

Los gatos se infectan por las pulgas o al consumir roedores ya infestados.

Los roedores y sus pulgas desempeñan un papel esencial como huéspedes del bacilo de la peste

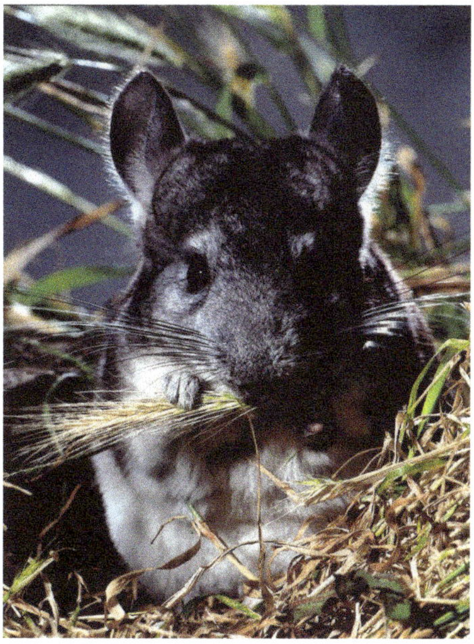

El pus que proviene de los nódulos linfáticos supurantes, la saliva, las partículas respiratorias —en la forma pulmonar— y la sangre, en caso de bacteriemia, son fuentes de gérmenes. El bacilo está también presente en las deyecciones de las pulgas.

El germen penetra por las vías cutánea, oculonasal, respiratoria, oral y digestiva.

La transmisión tiene lugar con la mordedura o arañazo, al inhalar partículas contaminadas o a través del simple contacto con la materia virulenta.

SÍNTOMAS EN EL ANIMAL: FIEBRE Y GANGLIOS

En el gato

El periodo de incubación oscila entre 1 y 2 días.

La forma bubónica es la que se ha descrito con mayor frecuencia. Se observa una linfoadenopatía con hipertermia. Los nódulos linfáticos afectados o bubones son hemorrágicos, necróticos y están rodeados de edema. Tras la ingestión de roedores contaminados, son frecuentes al nivel de la cabeza y del cuello. Si el animal sobrevive bastante tiempo, los abscesos, que contienen un pus espeso y cremoso, generan fístulas en la superficie de la piel.

En el perro

Probablemente la enfermedad es a menudo asintomática y no diagnosticada. A veces se traduce sencillamente en un breve estado febril.

SÍNTOMAS EN EL HOMBRE: FIEBRE Y GANGLIOS

El periodo de incubación es habitualmente de 2 a 6 días, pero puede reducirse a 24 horas.

La forma bubónica se caracteriza por un síndrome febril (40 °C) y una adenitis supurante y dolorosa en la zona linfática correspondiente a la puerta de entrada del germen. En ausencia de tratamiento, la peste evoluciona en septicemia, con frecuencia mortal entre el quinto y el

COMBATIR LAS PULGAS

Los estadios de evolución

- Adulta: la pulga adulta no permanece en el perro más del 10 % de su tiempo, para alimentarse de su sangre.
- Huevos: por su parte, la hembra pone miles de huevos en el entorno.
- Larvas: los huevos evolucionan en larvas tras una incubación de 2 a 12 días.
- Capullos: las larvas pasan por un estadio de difícil destrucción, el capullo. Están casi a salvo de todo.

Huevos, larvas y capullos evolucionan en el medio exterior.

El entorno

La importancia de la lucha en el exterior parece evidente tras el estudio del ciclo. La pulga pasa la mayor parte de la jornada en la moqueta, en los revestimientos de madera, la ropa de cama. Se presenta en todos los estadios de su evolución: adulta, huevo, larva, capullo. El «entorno» o «hábitat» debe operar sobre todas las fases del ciclo.

El tratamiento

— insecticida: mata los insectos,
— adulticida: mata los adultos,
— ovocida: mata los huevos,
— larvicida: mata las larvas.

Hay que tratar a la vez al animal y el entorno, pues la pulga pasa más tiempo fuera del animal que en él.

octavo día de la enfermedad. La curación espontánea (10 a 40 % de los casos) es muy lenta y se da tras un largo periodo de supuración del bubón.

La peste pulmonar puede ser primitiva, a raíz de la inhalación de bacilos. Los signos clínicos y radiológicos son los de una neumonía con expectoraciones fluidas y con pequeñas señales de sangre, muy ricas en bacilos. Sin tratamiento, la evolución es fatal en 2 o 3 días. La antibioterapia es eficaz cuando es precoz.

Tratamiento

En el animal

Cuando la enfermedad se encuentra en el inicio de su evolución, el tratamiento es factible. Pero, cuando ha evolucionado a una forma pulmonar, el animal debe ser sacrificado.

Las tetraciclinas administradas por vía oral cada 8 horas durante 10 días dan buenos resultados. El cloranfenicol, la gentamicina y la combinación trimetoprima-sulfametoxazol han sido igualmente utilizados con éxito en el gato. La ampicilina parece poco eficaz. La estreptomicina se reserva al hombre.

La respuesta a la antibioterapia, por lo general, es buena. Si el tratamiento es precoz, hay sólo un 10 % de fracasos.

En el hombre

La estreptomicina es el antibiótico de elección. Se administra durante 10 días en inyecciones intramusculares. El cloranfenicol también está indicado, igualmente durante 10 días, si bien mediante inyecciones intravenosas. El pronóstico depende esencialmente de la precocidad del tratamiento.

Prevención

En el animal, hay que evitar que los animales domésticos carnívoros cacen roedores o se infesten de pulgas.

En cuanto al hombre, guantes, ropa adecuada y máscara son preceptivos para los veterinarios y el personal que manipule un animal sospechoso.

Solamente las personas fuertemente expuestas al riesgo de contaminación deben ser vacunadas, pues los efectos secundarios son frecuentes: dolores de cabeza, hipertermia, linfoadenopatía, shock anafiláctico. A las personas que han estado en contacto con animales infectados, se les debe administrar antibioterapia profiláctica.

Cuando a un animal se le diagnostica peste, debe ser aislado de manera inmediata.

Los locales y el material con los que ha estado en contacto deben desinfectarse con compuestos yodados o fenólicos.

La cama de los animales será incinerada. La ropa de la cama se pasará por el autoclave o también se incinerará.

Rickettsiasis (fiebre purpúrea-fiebre botonosa)

DEFINICIÓN:
ZOONOSIS BACTERIANA

La fiebre purpúrea de las Montañas Rocosas está presente sobre todo en Estados Unidos, así como en el oeste de Canadá, México y Sudamérica. La distribución geográfica de la fiebre botonosa mediterránea comprende zonas de alta endemia (las riberas mediterráneas, el África subsahariana, la India, las riberas del mar Negro, Georgia), junto con algunos casos esporádicos en otros países europeos (Suiza, Bélgica, Ale-mania).

Bulldog francés

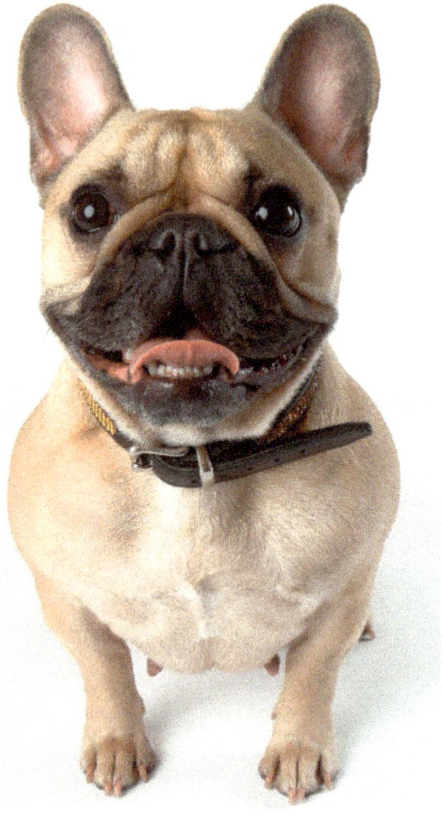

AGENTE PATÓGENO: RICKETTSIAS

Las rickettsias son bacterias gramnegativas, intracelulares estrictas. El género *Rickettsia* se subdivide en dos grupos: el grupo tifus y el botonoso purpúreo. La *Rickettsia rickettsii* es la responsable de la fiebre purpúrea de las Montañas Rocosas y la *Rickettsia conorii*, de la fiebre botonosa mediterránea.

ANIMALES QUE LA TRANSMITEN:
LAS GARRAPATAS Y LOS ROEDORES

Como huéspedes que son, las garrapatas desempeñan un papel importante. La *Dermacentor andersoni,* la *D. variabilis,* la *Amblyoma cajennense* y la *Rhipicephalus* constituyen los principales vectores de la fiebre purpúrea de las Montañas Rocosas.

En cuanto a la fiebre botonosa mediterránea, tiene como vector principal la *Rhipicephalus sanguineus.*

El perro, en el que la rickettsemia es breve, transmite rara vez la bacteria a las garrapatas.

Los roedores (ardillas, ratas de agua) son el principal huésped.

MODO DE TRANSMISIÓN:
POR PICADURA DE GARRAPATA

La garrapata transmite la bacteria mientras se nutre de sangre.

SÍNTOMAS EN EL ANIMAL:
GENERALES

Fiebre purpúrea de las Montañas Rocosas
En el perro, el periodo de incubación es de 2 a 14 días.

Síntomas: hipertermia, anorexia, vómitos, diarrea, moquillo mucopurulento y tos.

Fiebre botonosa mediterránea
Los sujetos infectados no desarrollan a menudo manifestaciones clínicas. Cuando estas aparecen, son comparables a las descritas para fiebre purpúrea de las Montañas Rocosas.

SÍNTOMAS EN EL HOMBRE: FIEBRE

Fiebre purpúrea de las Montañas Rocosas
El periodo de incubación es de 2 a 14 días, con una media de 7 días. Las manifestaciones clínicas no aparecen siempre. Fiebre y cefaleas son los signos más constantes. De entrada, surgen manchas o petequia en tobillos y muñecas, después en el tronco, las palmas de las manos y la planta de los pies. Náuseas y vómitos acompañan a veces esa sintomatología. Las complicaciones son numerosas: encefalitis, edema pulmonar, arritmia cardiaca.

Fiebre botonosa mediterránea
Tras una incubación de 6 días, aparece fiebre, cefaleas y mialgias. A nivel de la epidermis se observa, en cualquier parte del cuerpo, una mancha negra muy característica: es el testimonio de la picadura de la garrapata, que es indolora. Un halo inflamatorio la rodea y puede asociarse a la misma una adenitis de drenaje. Sobre el 2% de los casos requiere hospitalización.

TRATAMIENTO

La doxiciclina es la molécula de elección. El cloranfenicol puede utilizarse con las hembras gestantes o los sujetos jóvenes. La mejoría aparece entre las 24 y las 48 horas del inicio del tratamiento.

PREVENCIÓN

Esencialmente consiste en combatir a las garrapatas.

Leptospirosis

Definición:
ZOONOSIS BACTERIANA

Es a la vez una zoonosis «de tiempo libre», que se contrae al bañarse o practicando la pesca, y una enfermedad profesional, que afecta a los veterinarios, criadores y personal de los mataderos.

Su distribución es mundial. Es más frecuente en las regiones tropicales y subtropicales, donde aparece todo el año.

En las regiones templadas, hace estragos durante las estaciones cálidas y lluviosas.

Agente patógeno:
BACTERIA *LEPTOSPIRE*

La leptospirosis es debida a una bacteria gramnegativa anaerobia estricta que pertenece al género *Leptospira*. Las leptospiras son alargadas (diámetro inferior a 0,22 μm, longitud de 6 a 25 μm) y espirales.

Las que son patógenas son las que se agrupan en la especie *interrogans*, mientras que las de la *biflexa* sólo son bacterias saprofitas.

La especie patógena se divide en cerca de 200 serovares reunidos, según ciertas homologías antigénicas, en 23 serogrupos de los que 6 son epidemiológicamente importantes en países como Francia: *Icterohaemorrhagiae, Canicola, Autumnalis, Australis, Grippotyphosa, Pyogenes*.

Las leptospiras se destruyen con el calor, la luz, el agua salada y los antisépticos usuales. Resisten muchos años en el medio exterior, en zonas sombrías y húmedas con pH neutro o ligeramente alcalino.

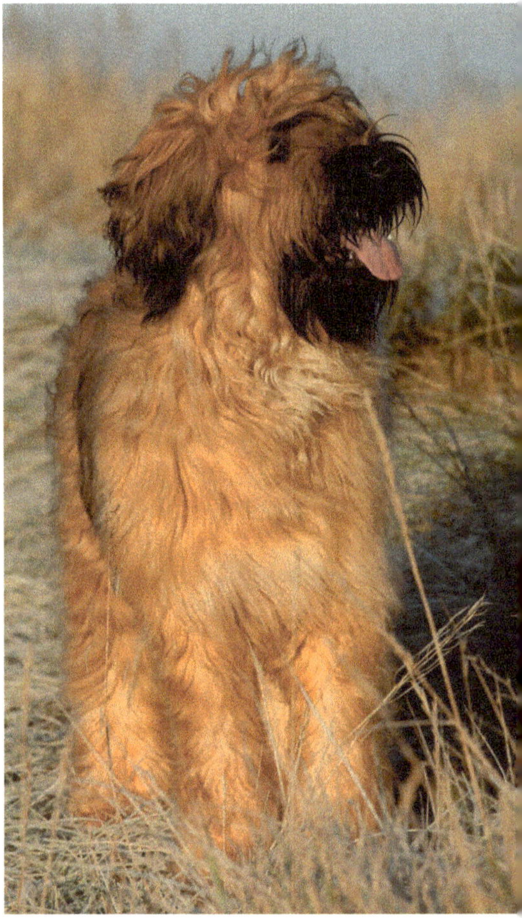

Briard

Animales que la transmiten:
LOS MAMÍFEROS Y LOS ROEDORES

Las leptospiras han sido aisladas en reptiles, anfibios, peces, aves, invertebrados; además, en cuanto a los mamíferos, se encuentran en alrededor de 160 especies.

El gato es mucho menos sensible a la enfermedad que el perro; siempre ha sido considerado fuente de infección para el hombre.

Tipo de leptospira	Huésped
Canicola	perro
Icterohaemorrhagiae	rata
Pomona	cerdo, bovinos, mofeta, zarigüeya
Grippotyphosa	mapache, mofeta, zarigüeya
Harjo	bovinos
Bratislava	cerdo
Ballun	ratón

El entorno puede ser contaminado por la orina de los animales afectos (pastos, agua...).

MODO DE TRANSMISIÓN: CUTÁNEA

Las leptospiras infectan los animales por las vías cutáneo-mucosas. El gato es particularmente susceptible de contaminarse cazando roedores infectados.

Al cabo de una semana del inicio de la infección, el germen alcanza los riñones y las leptospiras son eliminadas a través de la orina.

Esta última, así como el agua, el suelo y los alimentos que impregna, al igual que la carne de los animales infestados, son las principales vías de contaminación.

SÍNTOMAS EN EL ANIMAL: GENERALES, ICTERICIA

Los animales infectados no siempre están enfermos, pero, cuando menos, pueden excretar la bacteria e infectar a una persona.

En el perro, tras una incubación de entre 3 y 20 días, las leptospiras circulan en la sangre.

Penetran y se multiplican en varios tejidos: el hígado, el bazo, los riñones, el aparato reproductor, los ojos y el sistema nervioso central.

Las leptospiras pueden persistir en los riñones y ser eliminadas a través de la orina durante algunas semanas, incluso varios meses o años desde el inicio de la infección.

Las formas agudas se traducen en una hipertermia asociada a un estado de postración intensa y vómitos.

Se observan problemas hemorrágicos: petequias al nivel de las mucosas, hematemesis y melena. La forma subaguda observada en el perro corresponde a un síndrome urémico consecutivo a una nefritis: se aprecia una poliuria-polidipsia que se acompaña de vómitos y de diarrea.

En el caso del gato, la enfermedad se manifiesta muy pocas veces clínicamente.

En los bovinos y cerdos adultos, se aprecia: abortos, mortinatalidad, infertilidad, a veces mamitis; en los jóvenes: fiebre, sangre en la orina, palidez y diarrea.

SÍNTOMAS EN EL HOMBRE: GENERALES

Tras una incubación de 7 a 14 horas, la irrupción de la enfermedad se asocia a fiebre, escalofríos, dolores musculares y cefaleas.

Luego se observa un cuadro septicémico que se acompaña de varias afecciones viscerales:

— hepática: ictericia cutáneo-mucosa,

— renal: proteinuria, hematuria y leucocituria,

— neuromeníngea: meningitis, convulsiones, parálisis, coma,

— digestiva: diarrea y dolores abdominales,

— respiratoria: tos, hemoptisis,
— cardiaca: colapso por miocarditis aguda, modificación del ECG (extrasístoles ventriculares, arritmia...),
— ocular: uveítis,
— muscular y articular: rabdomiolisis y artritis,
— manifestaciones hemorrágicas: epistaxis, petequias, hemorragias digestivas.

La enfermedad dura de algunos días a algunos meses.

TRATAMIENTO

En el hombre, se utiliza la penicilina G durante 7 u 8 días; en tratamiento sintomático, un reequilibrio hidroelectrolítico y una transfusión.

PREVENCIÓN

Se evitará bañarse en agua dulce cuando se tenga alguna herida. El uso de guantes y de botas se recomienda a fin de evitar el contacto de la piel con el lodo y el agua dulce de los lagos.

Los perros deben ser vacunados, con recuerdo anual.

La administración oral de doxiciclina es una quimioprofilaxis eficaz para las personas que se mueven en ambientes donde los riesgos de contaminación son elevados.

El medio exterior debe descontaminarse: los suelos sucios por orines deben limpiarse con ayuda de un desinfectante que contenga yodo, los terrenos pantanosos en los accesos de los locales de cría deben drenarse. Es conveniente combatir los roedores salvajes.

Sodoku

DESCRIPCIÓN

Esta zoonosis de importancia leve es debida al agente *Spirillum morsua muris*. Se transmite por la saliva de los animales con la infección latente: rata, ratón, cobaya, hurón, gato. Dicha transmisión se efectúa por vía cutánea: mordedura, la mayor parte de las veces, pero también al ensuciarse una herida.

SÍNTOMAS EN EL HOMBRE

Incubación de 1 a 3 semanas, hasta 2 meses. Cicatrización de la herida durante el periodo de incubación. La evolución tiene lugar de modo recurrente por una serie de accesos y de fases de remisión durante un periodo de 1 a 3 meses.

En la cicatriz el acceso se vuelve doloroso, edematoso, luego aparece una flictena central y después una escara y una ulceración; pasadas entre 24 y 48 horas del inicio de esta fase, se desencadena un síndrome febril: fiebre, sudores, artralgias, mialgias, cefaleas, astenia. Puede apreciarse una erupción de máculas, de pápulas o manchas purpúreas en diferentes regiones. Estos síntomas pueden ser más o menos marcados.

Fase de remisión: del tercer al octavo día, los problemas remiten, pero la mejora es transitoria.

TRATAMIENTO Y PREVENCIÓN

El tratamiento permite un pronóstico favorable, gracias a los antibióticos (penicilina, tetraciclinas).

La prevención se basa en un comportamiento no agresivo con los animales (manipularlos con dulzura, sin sobresaltarlos) y en la desinfección de las heridas.

Anquilostomiasis

DEFINICIÓN: ZOONOSIS PARASITARIA

Es una parasitosis muy grave en el perro, susceptible, pero relativamente rara, de afectar al niño.

El agente patógeno es un parásito, el anquilostoma, del que existen dos especies.

ANIMAL QUE LA TRANSMITE

El perro es el vector de propagación más propicio.

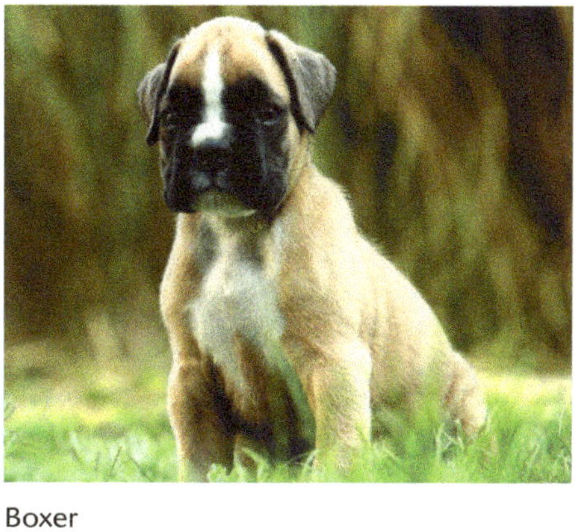

Boxer

MODO DE TRANSMISIÓN: DIGESTIVA Y TRANSCUTÁNEA

El perro puede infestarse de dos maneras:

— bien por ingestión de larvas, por intermediación de la hierba sucia, por ejemplo,

— bien por penetración directa de las larvas a través de la piel, en los puntos de contacto con el suelo.

Las larvas enseguida migrarán hacia el intestino y se transformarán en adultos, o bien lo harán por vía sanguínea.

El niño puede ser infestado por vía transcutánea, pero cabe recordar que esta parasitosis es rara y se encuentra en perreras sucias.

SÍNTOMAS EN EL HOMBRE

El anquilostoma humano se encuentra sobre todo en determinadas regiones: Antillas, Latinoamérica, Magreb, África tropical y subtropical, Asia.

En el hombre y en el niño, se distinguen tres fases clínicas:

— la penetración cutánea se manifiesta por una dermitis,

— el paso por la tráquea se traduce en tos y en expectoraciones,

— la fijación en el duodeno se manifiesta mediante dolores que evocan los de la úlcera gastroduodenal y una anemia crónica.

TRATAMIENTO Y PREVENCIÓN

El tratamiento utiliza las sales de befenio. También se administran otros medicamentos: levamisol, tiabendazol, así como productos más corrientes: pamoato de pirantel, flubendazol, albendazol...

La prevención consiste, básicamente, en la vermifugación de los animales.

Anquilostoma

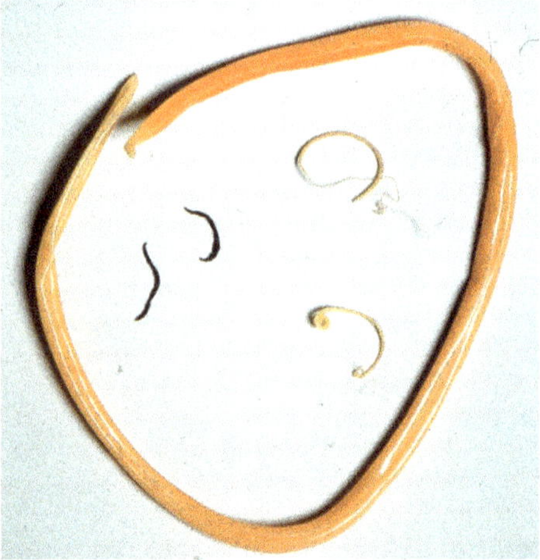

Zoonosis con manifestaciones digestivas

Denominación	Agente	Huésped	Transmisión	Síntomas
Pseudotuberculosis	Bacilo de Malassez (bacteria)	Roedores Aves Conejos	Digestiva Alimentación o agua sucia	Dolores abdominales
Campilobacteriosis Diarrea	Campylobacter jejuni (bacteria)	domésticos (cachorros de gatos y perros)	Carnívoros	Oral Vómitos Dolor Fiebre
Giardiasis	Giardia intestinalis (protozoo)	Animales domésticos Bovinos, equinos, cerdos, perro, gato, roedores, castor	Oral (agua y alimentos contaminados)	Diarrea
Equinococosis larvaria, hidatidosis	Equinococo, cestodo (parásito)	Perros, ovinos	Ingestión (dedos en la boca, vegetales sucios)	Hepáticos (ictericia)
Equinococosis alveolar	Echinococcus (parásito)	Perro, gato, roedores	Oral: ingestión (consumo de vegetales sucios, manos en la boca)	Hepáticos
Teniasis y cisticercosis	Taenia (parásito)	Gato, perro, animales de granja	Ingestión (carne poco cocida)	Náuseas Vómitos Dolores abdominales
Dipilidiasis	Helminto (parásito) cestodo Dipylidium caninum	Pulga: gato, perro	Oral: ingestión accidental de pulgas	Anorexia, pérdida de peso
Criptosporidiasis	Cryptosporidium	Animales de granja, roedores, reptiles, aves	Ingestión (ooquistes y alimentos contaminados)	Diarrea
Triquinosis	Trichinella spiralis (parásito)		Oral: consumo de carne poco cocida	Náuseas Vómitos Cólico Diarrea
Tricuriasis				Dolores abdominales Diarrea
Tricostrongilidosis	Trichostrongylus		Ingestión	Dolores abdominales Diarrea
Estafilococias	Staphylocoque	Mamíferos y aves	Ingestión Inhalación	Intoxicación alimentaria
Candidiasis bucal,	Candida albicans			Muguet cutáneo

Pseudotuberculosis

DEFINICIÓN: ZOONOSIS BACTERIANA

La pseudotuberculosis se conoce también como yersiniosis. En las aves recibe el nombre de rodentiosis y necrosis hepatopancreática, entre otros.

Es una enfermedad muy contagiosa, que puede ser mortal. Afecta a los pájaros de jaula, a los de jardín, así como a los salvajes. Existe también en numerosas especies de mamíferos (roedores y lagomorfos, especialmente); algunos reptiles son igualmente sensibles a la infección. Los animales carnívoros también albergan el germen.

Los gérmenes se eliminan a través de las deposiciones de los sujetos infectados. La enfermedad se traduce en el gato en una gastroenteritis con ictericia y, en el hombre, principalmente, en una adenitis de los ganglios con dolor abdominal agudo. Los niños, los adolescentes y los adultos jóvenes son los más sensibles a la enfermedad.

AGENTE PATÓGENO: BACILO DE MALASSEZ

LO MÁS CIENTÍFICO

La pseudotuberculosis es una zoonosis bacteriana provocada por el bacilo de Malassez y Vignal: el Yersinia pseudotuberculosis ssp. pseudotuberculosis, cocobacilo gramnegativo. Esta bacteria mide de 1,5 a 2 µm de longitud por 0,5 a 0,8 µm de anchura. No esporulada y sin cápsula, presenta un espacio central claro muy marcado tras coloración con tionina fenicada o azul de toluidina; entre 3 y 6 flagelos aseguran la movilidad del germen. Esta movilidad es óptima en temperaturas inferiores a 28 °C, nula por encima de 37 °C y está alterada en condiciones de anaerobiosis. El cultivo tiene lugar en aerobiosis en gelatinas ordinarias entre 25 y 37 °C durante un periodo de 24 a 48 horas.
La estructura antigénica de la bacteria comprende un antígeno flagelar (H) y un antígeno somático (O) que permite distinguir numerosos serovares (01 a 014) subdivididos en subtipos (a, b, c).

ANIMALES QUE LA TRANSMITEN: LAS AVES DOMÉSTICAS Y SALVAJES; LOS ROEDORES, LOS CARNÍVOROS Y CIERTOS REPTILES

Entre las especies domésticas, pavos, patos y palomas son los más sensibles (mortalidad de hasta el 80 %).

La yersiniosis es muy rara en las gallinas, las perdices y los faisanes. Entre las aves salvajes, las paseriformes son las más particularmente afectadas por la pseudotuberculosis.

Entre los pájaros de jaula y de jardín, la enfermedad ha sido descrita en los canarios, los diamantes de Gould, los tucanes, los periquitos ondulados y, más raramente, en los loros.

Los mamíferos (sobre todo los roedores, los lagomorfos, pero también los carnívoros y los herbívoros) y ciertos reptiles (pitón, tortuga) son sensibles o portadores del *Yersinia pseudotuberculosis*.

Los roedores salvajes (ardilla, rata...), los lagomorfos salvajes (conejo, liebre...) y las aves salvajes (paloma torcaz, pato...) constituyen los principales huéspedes.

Otras especies de mamíferos son consideradas huéspedes secundarios (gato, cerdo, bovinos). Suelo, agua, forraje y alimentos son contaminados por excrementos, orina o cadáveres.

El germen sobrevive en el medio exterior (en la tierra), pero no se multiplica.

MODO DE TRANSMISIÓN: POR VÍA DIGESTIVA

Los numerosos portadores sanos del *Yersinia pseudotuberculosis* (aves, roedores, carnívoros domésticos...) pueden ser fuente de contagio para el hombre.

En los animales vivos, las materias virulentas son las heces, la orina, la sangre.

Al lamerse el ano y los genitales y después el resto del cuerpo, el gato disemina los gérmenes al conjunto de su pelo. También se infesta por la vía digestiva a través del consumo de roedores, lagomorfos o pájaros contaminados. En cuanto a los cadáveres, todo es contagioso.

Los roedores y las aves salvajes desempeñan un papel importante en la propagación del germen. La contaminación puede ser directa, por contacto estrecho con los pájaros u otros animales domésticos (pequeños roedores), o indirecta, cuando los alimentos están impregnados de deyecciones de sujetos infectados. La penetración del germen tiene lugar por vía digestiva.

Por lo general, la pseudotuberculosis humana se desarrolla si la persona se encuentra debilitada.

SÍNTOMAS EN EL ANIMAL: DIGESTIVOS, RESPIRATORIOS

En las aves

Las aves se encuentran abatidas, presentan las plumas despeluzadas y tienen anorexia, dificultades respiratorias y diarrea. La evolución es a menudo fatal en un plazo de 24 a 36 horas (forma sobreaguda) o en menos de una semana (forma aguda). Esta última se da con frecuencia en los pavos y en los canarios. En las formas crónicas, se manifiestan los mismos signos clínicos y, además, un adelgazamiento importante de las aves, que suelen presentar problemas locomotores serios que pueden conducir a una parálisis. La evolución puede ser mortal en cuestión de 10 a 15 días. Así, el tucán ya no se alimenta y, cuando está en cautividad, ya no se posa.

En el gato

Es un portador sano: alberga el germen en su tubo digestivo durante meses, sin que se detecten manifestaciones clínicas.

El animal puede albergar el germen en el tubo digestivo durante meses, sin que se detecten manifestaciones clínicas

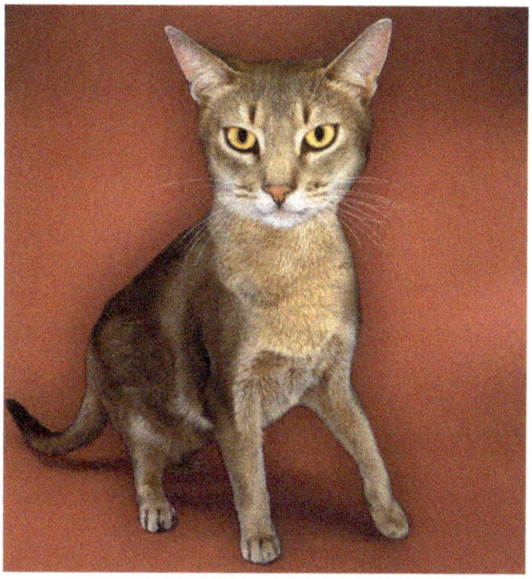

Cualquier forma de estrés (transporte, frío, parasitismo, enfermedad intercurrente) es susceptible de desencadenar la enfermedad en el portador.

En ausencia de tratamiento, la muerte sobreviene en un periodo de duración variable, según los autores, que va de los 3 días a los 3 meses.

En el perro

Las manifestaciones clínicas son más discretas.

Síntomas en el hombre: digestivos

El periodo de incubación comprendería entre 1 y 3 semanas.

La forma más frecuente es una adenitis mesentérica tras una incubación de 1 a 3 semanas, con dolores abdominales, fiebre, vómitos y diarrea.

Afecta principalmente a los niños y los adolescentes; se observa una mayor predisposición en los individuos de sexo masculino.

La evolución en general es favorable tras un tratamiento.

Las formas septicémicas, raras pero graves, se dan en las personas debilitadas y en las personas de edad.

Tratamiento

La estreptomicina, las tetraciclinas, el cloranfenicol, la gentamicina y la flumequina dan buenos resultados.

Prevención

Es esencialmente sanitaria.

Cuando la enfermedad ya se ha declarado, conviene sacrificar las aves enfermas y quemar los cadáveres. En cuanto a las aves aparentemente sanas, hay que aislarlas y tratarlas con antibióticos, limpiar y desinfectar las jaulas. Para evitar la aparición de la enfermedad, deben combatirse los roedores y los parásitos que puedan introducir este germen. También hay que separar las especies. La higiene ha de ser extrema (jaula, lugar de abrevadero y de alimentación).

El hombre es un revelador, en lo que concierne a la yersiniosis, de la infección animal. Conviene, en los casos de yersiniosis humana, buscar en el entorno los posibles animales infectados. La alimentación se protegerá, a fin de evitar la contaminación por animales infestados.

Se aconseja llevar máscara y guantes en la manipulación de animales sospechosos.

Campilobacteriosis

DEFINICIÓN: ZOONOSIS BACTERIANA

Esta afección bacteriana se debe al *Campylobacter jejuni*, que vive en el tubo digestivo de las aves. La infestación tiene lugar principalmente con la consumición de carne de ave poco cocida. Tras la salmonelosis, es la segunda causa de diarreas bacterianas agudas.

Las bacterias del género *Campylobacter* afectan a numerosas especies animales (bovinos, ovinos, porcinos, equinos, carnívoros domésticos, aves), pero es en la especie humana donde su expresión clínica es más grave.

Los animales carnívoros domésticos, particularmente los individuos jóvenes, son una fuente de contaminación directa o indirecta para el hombre. En el animal excretor, la enfermedad se traduce en una enteritis. En el hombre, diarrea, vómitos, dolores abdominales y fiebre constituyen los síntomas más característicos. La mortalidad es muy leve.

La campilobacteriosis tiene una distribución mundial. Se encuentra del mismo modo en los países industrializados que en los que están en vías de desarrollo. Constituye una causa importante de diarrea infantil en el tercer mundo.

LO MÁS CIENTÍFICO

Las bacterias del género Campylobacter son pequeños bacilos gramnegativos, espirales con un flagelo polar único, microaerófilo, no fermentativo y de metabolismo oxidativo. Su tamaño es muy variable: de 0,5 a 5 µm de largo por 0,2 a 0,4 µm de diámetro. Son muy móviles. Las dos subespecies potencialmente patógenas para el hombre son Campylobacter jejuni, responsable principalmente de los problemas digestivos, y Campylobacter fetus, responsable de una forma septicémica mucho más rara. Las aves pueden transmitir el Campylobacter jejuni y el Campylobacter coli.

ANIMALES QUE LA TRANSMITEN: LOS CACHORROS DE PERRO Y DE GATO, LOS MAMÍFEROS Y LAS AVES

Si bien la contaminación indirecta es la que predomina (aguas sucias, leche de vaca no pasteurizada, carne, especialmente de volatería), los animales de compañía representan una fuente importante de infección directa, en particular entre cachorros de perro o de gato y niños.

Los *Campylobacter* se multiplican en el tubo digestivo de la mayor parte de las especies de aves, mamíferos (bovinos, ovinos, equinos, carnívoros domésticos —especialmente, el perro—, primates, lagomorfos) y reptiles. En las especies aviarias, las gallináceas son a menudo las portadoras sanas del *Campylobacter jejuni.*

Los *Campylobacter* se encuentran en los excrementos, particularmente en los de los jóvenes sujetos afectos de diarrea, cuando la densidad de animales es alta (perreras e instalaciones similares). Los animales sanos también son fuente de contaminación.

MODO DE TRANSMISIÓN: VÍA ORAL

Las fuentes de contaminación, los modos y las vías de transmisión son idénticas para el hombre y para los carnívoros.

Por supuesto, un animal y su propietario pueden infectarse —ambos— como consecuencia de haber estado en contacto con una misma fuente de contaminación: agua, alimentos, animal excretor.

La transmisión es directa por consumo de agua o alimentos contaminados (verduras del huerto, fertilizadas con estiércol contaminado, carne contaminada...).

La transmisión entre animales tiene lugar por las mismas vías. La penetración del germen se realiza principalmente por vía digestiva. La mosca —en la que este germen ha sido aislado— puede actuar como vector del *Campylobacter jejuni*.

SÍNTOMAS EN EL ANIMAL: VARIOS

Bovinos: ocasionalmente, mamitis.

Volatería: problemas de hígado y descenso acusado de la puesta.

Los animales infectados no siempre están enfermos, pero pueden cuando menos excretar la bacteria e infestar a personas.

En las aves, el *Campylobacter jejuni* es una bacteria del intestino delgado y del colon.

La bacteria será responsable de las hepatitis en la volatería, caracterizada por una caída de la tasa de puesta y un aumento de la de mortalidad de los polluelos de 5 a 7 días, pero la volatería actúa sobre todo como portadora sana del *Campylobacter jejuni.*

SÍNTOMAS EN EL HOMBRE: DIARREA

Los bebés y los niños son los más afectados, sobre todo en verano, seguidos de los adultos y de las personas de edad.

Las campilobacteriosis causada por el *Campylobacter jejuni* en general son benignas, con curación espontánea en cuestión de una semana. Tras una fase que puede durar 24 horas (fiebre, cefaleas, mialgias), la manifestación clínica más frecuente es la diarrea, primero acuosa y luego mucohemorrágica. Esta diarrea puede estar acompañada de dolores abdominales y de vómitos.

La enfermedad puede complicarse con una septicemia, artritis y polirradiculoneuritis agudas.

La tasa de mortalidad es baja (2,4 %).

TRATAMIENTO

Los antibióticos activos son las tetraciclinas, aminoácidos y eritromicina, aunque son posibles las resistencias. Las quinolonas también son eficaces.

PREVENCIÓN

La prevención pasa por respetar las reglas generales de higiene (lavado cuidadoso de las manos, cambio cotidiano de ropa de trabajo, uso de guantes y máscara), por una vigilancia clínica de los animales con gastroenteritis. Con el animal, se utilizan vacunas.

Hay que evitar introducir alimentos en los establecimientos de animales, comer carne de volatería insuficientemente cocida, beber agua no tratada.

Los animales infectados deben ser aislados y tratados a fin de limitar

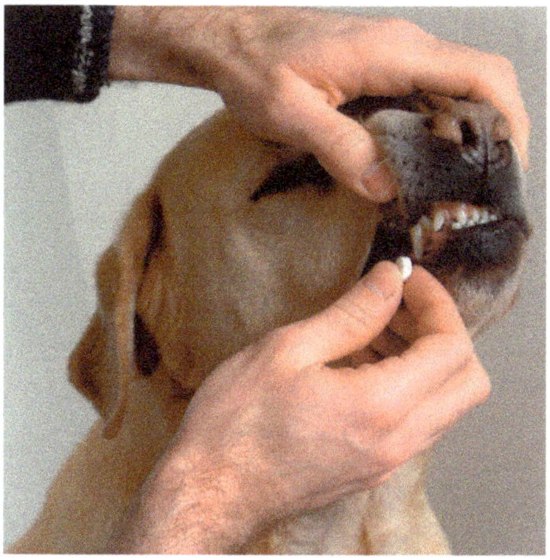

Administración de antibiótico

la excreción de gérmenes. Los locales que ocupan serán desinfectados con derivados fenólicos o yodados, lejía, alcohol al 70 % o amonios cuaternarios.

Conviene evitar al máximo la contaminación de los niños, ya que en ellos la enfermedad puede ser grave. Las medidas de higiene son idénticas a las expresadas para las zoonosis precedentes en las que los excrementos de carnívoros son una fuente de contaminación: hay que evitar que los perros y los gatos laman a los niños; las áreas de juego y las zonas de arena deben aislarse de animales domésticos carnívoros y, si es posible, cubrirlas tras utilizarlas. Hay que lavarse las manos después de cualquier contacto con un animal diarreico.

En caso de diarrea inexplicable en el niño, hay que descartar la campilobacteriosis; si el resultado fuese positivo, los animales domésticos carnívoros de la casa deberán ser examinados a través de muestras rectales. Los animales portadores serán aislados y tratados.

El veterinario deberá buscar los *Campilobacter* en los perros y en los gatos con diarrea crónica persistente. El resultado positivo tendrá que ponerse en conocimiento del médico del propietario.

Giardosis (giardosis-lambliasis)

DEFINICIÓN: PROTOZOOSIS

En el hombre, la giardosis es la protozoosis intestinal más extendida en el mundo. La frecuencia varía entre el 2 y el 5 % en los países industrializados, y entre el 20 y el 30 % en los que están en vías de desarrollo. Los niños y los sujetos inmunodeprimidos son los más afectados. En los perros, la frecuencia roza el 10 %; en los gatos es inferior.

La transmisión del protozoo *(Giardia intestinalis)* es posible entre el hombre y el animal en ambos sentidos.

AGENTE PATÓGENO: PROTOZOO

El *Giardia intestinalis* infesta a la vez al hombre, los carnívoros, muchos otros mamíferos, reptiles y aves. Es un protozoo flagelado que vive en la superficie del ribete en cepillo de las células intestinales. Los quistes eliminados con las heces del huésped son directamente infecciosos. Resisten 2 meses a 8 °C, 1 mes a 21 °C y son insensibles al tratamiento del agua mediante cloro o permanganato potásico. Se destruyen rápidamente por ebullición.

ANIMALES QUE LA TRANSMITEN: LOS DOMÉSTICOS Y EL CASTOR

Animales domésticos: sobre todo los bovinos, caballos, cerdos, perros, gatos.

Animales salvajes: especialmente el castor.

El entorno puede transmitir el agente cuando está contaminado por deposiciones de animales (agua, pasto, etc.).

MODO DE TRANSMISIÓN: VÍA ORAL

Es una transmisión orofecal. La transmisión indirecta por ingestión de agua o de alimentos contaminados por quistes es importante. Es posible la transmisión directa, en tanto que los quistes mantienen su condición de infecciosos desde su eliminación con las deposiciones.

La infestación del animal pasa por la ingestión de quistes (forma de resistencia), que afecta a los alimentos, el suelo, y sobre todo al agua de boca.

La contaminación del niño tiene lugar como en el caso de animal, por ingestión de quistes llevados a la boca por las manos sucias, alimentos o agua contaminados.

SÍNTOMAS EN EL ANIMAL: DIARREA

Diarrea, abatimiento, pérdida de peso y del apetito, sobre todo en los animales jóvenes.

Los sujetos jóvenes son mucho más sensibles.

Por lo general, la enfermedad se manifiesta a través de un síndrome de mala digestión-mala absorción. Los animales presentan una diarrea crónica: de manera continua o intermitente, las materias fecales son pastosas, más o menos decoloradas y nauseabundas; habitualmente, no se presentan vómitos. Con frecuencia aparece asociada una afección del estado general: aunque conserven el apetito, los sujetos adelgazan, presentan mal crecimiento, ocasionalmente están letárgicos; y su pelo pierde brillo.

La infección del perro o del gato frecuentemente es asintomática, pero puede traducirse en una diarrea episódica en el animal joven.

SÍNTOMAS EN EL HOMBRE: DIARREA

Los síntomas observados son los siguientes: dolores abdominales, flatulencias, diarreas aguda o crónica, intermitente o duradera, con heces blandas o líquidas, conteniendo moco sin ser hemorrágicas, pérdida de peso y de apetito, deshidratación.

Los *Giardia* pueden colonizar la vesícula biliar, observándose entonces una colecistitis.

En el niño, los problemas intestinales pueden ser más intensos con deposiciones frecuentes, semilíquidas de color amarillento. En ese caso la enfermedad puede conllevar anorexia, estado de nerviosismo y un verdadero síndrome de mala absorción.

Muy a menudo, el niño no presenta síntoma alguno. A veces los problemas intestinales llaman la atención: gastroenteritis aguda o subaguda con anorexia, náuseas, vómitos. Los problemas digestivos en ocasiones pueden prolongarse. La diarrea crónica se traduce en deposiciones abundantes, pálidas, mal olientes, con hinchazón abdominal, pudiendo parecer que hay una intolerancia al gluten. Se han atribuido a la giardiosis distintos problemas nerviosos: inestabilidad psicomotriz, terrores nocturnos. El diagnóstico se basa en el examen parasitológico de las deposiciones.

TRATAMIENTO

Se administra metronidazol durante 5 a 7 días en el hombre, el mismo periodo en el perro, y 5 días en el gato. Se consigue un mejora de los síntomas y se detiene la excreción de quistes.

El albendazol es eficaz en el hombre, el perro y el gato. El fenbendazol es igualmente activo contra el parásito.

PREVENCIÓN

Pueden desinfectarse los suelos con fenol al 5 %, amoniaco al 3 % y con hipocloritos. El tiempo de contacto necesario es de 10 a 20 minutos.

Deben respetarse las reglas habituales de higiene cuando se manipulan animales infestados.

Equinococosis larvaria o hidatidosis

DEFINICIÓN:
ZOONOSIS PARASITARIA

La equinococosis larvaria o hidatidosis es una zoonosis parasitaria debida al equinococo, cestodo del perro y del zorro, y su larva, el quiste hidatídico. En el ciclo biológico más frecuente interviene el cordero (huésped intermediario) y el perro (huésped final). El hombre también puede ser huésped intermediario si ingiere los huevos de equinococo. La equinococosis es una enfermedad grave, a veces mortal, clasificada como zoonosis mayor por la OMS.

Es frecuente en las regiones de cría (Australia, Argentina, África del Norte, Chipre, España, Uruguay, Nueva Zelanda, Islandia...). En Europa, esta parasitosis se localiza en las regiones de cría extensiva de ovejas. Los perros de las granjas y de las casas de campo están mucho más expuestos que los del hábitat urbano.

AGENTE PATÓGENO: CESTODO

La equinococosis se debe a dos formas larvarias de cestodos *Echinococcus granulosus*, *E. multilocularis*, *E. oligarthus* y *E. vogeli*.

La tenia equinococo es un parásito peligroso del perro que origina la equinococosis hidatídica (quiste hidatídico).

El agente responsable es un pequeño gusano, el *Echinococcus granulosus*, cuyo principal huésped es la oveja. Mide cerca de 5 mm de longitud. Sus huevos son muy resistentes y directamente infecciosos. El perro se contamina comiendo hígado o pulmón infectado de cordero contaminado y alberga a continuación un parásito adulto en su intestino, que pondrá huevos que se eliminarán con las deposiciones. Cuando un ovino, un bovino, un cerdo o un niño ingieren estos huevos, los embriones que nacen migran al hígado, los pulmones, los riñones, el cerebro y constituyen los «quistes hidatídicos».

LO MÁS CIENTÍFICO

Estos gusanos de 1,2 a 6 mm de largo poseen garfios cuyo tamaño, forma y posición varían en las cuatro especies. El adulto vive en la porción anterior del intestino delgado del huésped definitivo fijado por sus garfios insertados en la mucosa en la base de las vellosidades. El segmento, que se desprende, encierra cientos de huevos (con un diámetro entre 22 y 44 μm) y no diferenciables de los huevos de otras tenias. Se libera con las materias fecales o fuerza el esfínter anal y se desintegra en el medio exterior. Cada huevo contiene un embrión. Cuando el huevo ha sido ingerido por el huésped intermediario, eclosiona en el intestino delgado, atraviesa la pared intestinal y se integra en la circulación sanguínea y linfática. Tras alcanzar la vena porta, se fija en el hígado. En casos raros puede franquear la barrera hepática e introducirse en el pulmón, el bazo o los centros nerviosos. En estos distintos órganos donde se fija el parásito llega al estado larvario, llamado quiste hidatídico o metacestodo. Su desarrollo conduce a la multiplicación asexuada del parásito con la formación de muchos miles de protoescólex. Cuando un protoescólex es ingerido por el huésped definitivo, se fija en la mucosa de su intestino delgado y se transforma en un cestodo adulto.

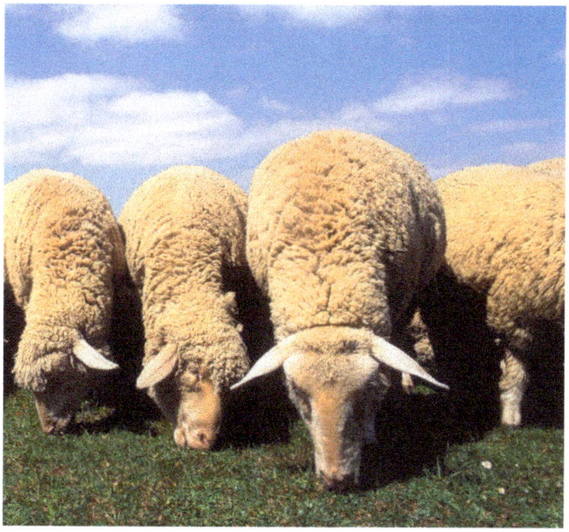

Merinos del este

El hombre, pues, no es más que un huésped accidental que no contribuye a la propagación de esta parasitosis. El niño se contamina bien porque un perro le ha lamido las manos, o porque ha acariciado su pelo, o bien al consumir legumbres impregnadas de excrementos caninos.

ANIMALES QUE LA TRANSMITEN: EL PERRO Y LOS OVINOS

El perro puede albergar muchos cientos de gusanos sin ningún problema. Los henos infecciosos se diseminan a través de las deposiciones y contaminan los pastos. La infección de las ovejas propicia el desarrollo de los quistes.

Los huéspedes definitivos e intermediarios varían según el parásito.

Huéspedes definitivos

El *E. granulosus*: los cánidos son los huéspedes definitivos más corrientes, básicamente el lobo y el perro doméstico, pero también el coyote, el chacal, el «lobo rojo» y el dingo. También se encuentra el parásito en hiénidos como la hiena manchada y algunos felinos como el león y el leopardo.

El *E. multilocularis*: los huéspedes definitivos más corrientes son el zorro, el perro doméstico y el gato, al ingerir presas infestadas.

El *E. oligarthus*: los felinos salvajes constituyen los huéspedes definitivos (jaguar, ocelote...).

Huéspedes intermediarios

El *E. granulosus*: los ungulados constituyen los principales huéspedes intermediarios.

El *E. multilocularis*: los huéspedes intermediarios son los roedores salvajes.

El *E. oligarthus*: el estadio larvario aparece en los roedores salvajes, principalmente en el agutí.

Los huéspedes definitivos se infestan al comer las vísceras de los intermediarios, portadores de quistes hidatídicos. Los intermediarios se contaminan al ingerir vegetales impregnados con huevos de equinococos liberados con las heces del huésped definitivo.

MODO DE TRANSMISIÓN: POR INGESTIÓN

El hombre se infesta mediante la ingestión de quistes hidatídicos: manos sucias llevadas a la boca, con frecuencia después del contacto con el pelo de un perro con parásitos, o consumiendo vegetales sucios.

Los huevos representan la única fuente de contaminación para el hombre. Transportados por el agua, las aves carroñeras y distintos artrópodos coprófagos, contaminan verduras y frutas. Son extremadamente resistentes y pueden sobrevivir

2 años en la superficie del suelo, 3 meses en el almacenamiento en silos. Soportan muy bien las bajas temperaturas (hasta –25 °C) y los agentes químicos corrientes. Por el contrario, se destruyen por desecación, cocción, así como al cabo de 4 días a –80 °C.

Las vísceras con parásitos permanecen infectadas 5 o 6 días al aire libre, 9 días enterradas, 3 meses a 4 °C. Los parásitos se destruyen después de 70 horas a –15 °C, tras 5 minutos de inmersión en formol, agua oxigenada al 0,1 %, glicerina al 20 % o hipoclorito sódico al 0,05 %.

SÍNTOMAS EN EL ANIMAL: NINGUNO

Para el huésped intermediario lo más frecuente es que la enfermedad sea asintomática. Se acompaña eventualmente de prurito anal. En los sujetos jóvenes se aprecia una disminución del ritmo de crecimiento y de la resistencia. En cuanto al huésped intermediario, el efecto del quiste hidatídico depende de su tamaño y localización.

SÍNTOMAS EN EL HOMBRE: PROBLEMAS HEPÁTICOS O DESAPERCIBIDOS

Lo que desencadena problemas es la formación de quistes en los órganos. La ingestión del huevo comporta la secreción de jugos digestivos que permite la liberación del embrión que atravesará la pared digestiva. Puede afectar al hígado (50 a 60 % de los quistes) o al pulmón (20 a 30 % de los quistes). Si el embrión franquea el filtro pulmonar, otros órganos se verán afectados a través de la circulación general. Los quistes tienen una evolución lenta (alrededor de 1 cm al año). Un quiste puede alcanzar 20 cm de diámetro. No hay síntomas hasta que se comprimen los órganos vecinos (ejemplo: ictericia por compresión biliar). La ruptura de un quiste entraña riesgo mortal.

Hidatidosis debida al *E. granulosus*

Muchos quistes permanecen sin dar síntomas durante toda la vida o se manifiestan clínicamente después de muchos años. Estos dependen de la talla y de la localización del quiste. La localización en el hígado provoca congestión hepática y colestasis a raíz de la compresión de elementos arteriales por el quiste, así como venosos y canales biliares. En caso de localización pulmonar puede aparecer tos. En casos raros los quistes afectan al hueso, al sistema nervioso central y al corazón.

La complicación más grave se encuentra en la ruptura del quiste hidatídico, que puede tener las siguientes consecuencias:

— shock,

— diseminación en las cavidades abdominales y pleurales, embolización arterial en numerosos órganos y formación de otros tantos numerosos quistes,

— obstrucción de los canales biliares por el contenido del quiste (entraña ictericia) o expectoración del mismo acompañada de violentos dolores torácicos.

Hidatidosis debida al *E. multilocularis*

La hidatidosis alveolar presenta muy a menudo localización hepática; su evolución es progresiva y grave. Eventuales metástasis entrañan la formación de quistes secundarios en distintos órganos. La sintomatología es parecida a la de un cáncer de hígado de evolución lenta. El desenlace de la enfermedad a menudo es fatal: la mortalidad sobrepasa el 95 %.

Exámenes radiológicos diversos (radio, IRM, ecografía) permiten detectar la presencia de quistes hidatídicos.

Tratamiento

El tratamiento es ante todo quirúrgico con la exéresis del quiste. Es importante evitar cualquier diseminación larvaria en el curso de la operación.

A continuación se instaura un tratamiento médico: mebendazol, albendazol, con incremento de vigilancia serológica: la tasa de anticuerpos debe disminuir y desaparecer en un periodo de 1 a 2 años.

En el animal:

— en el huésped definitivo: el prazicuantel es la molécula más eficaz. Es activo en el adulto y los inmaduros de más de 4 semanas,

— en el huésped intermediario: el albendazol administrado a largo plazo tiene un efecto particularmente destacado sobre el desarrollo de los quistes hidatídicos.

Prevención

Hay que vermifugar a los perros cada 30 días (período en que el cestodo alcanza la madurez sexual). Las materias fecales deben ser retiradas y destruidas durante 2 o 3 días. Para entrar en determinados países, como Noruega o Suecia, se exige un certificado de vermifugación de los animales domésticos, carnívoros, contra la equinococosis, realizado durante los 10 días anteriores al inicio del viaje. Las vísceras de animales con parásitos se incinerarán para evitar que las consuman los perros.

La presencia de cualquier perro o gato en los recintos de los mataderos está prohibida. En las zonas endémicas de hidatidosis alveolar, se impedirá que los animales domésticos carnívoros capturen roedores salvajes.

Se observarán las reglas de higiene siguientes: lavado concienzudo de manos después de acariciar un perro o un gato, limpieza a conciencia de las verduras y frutas que vayan a consumirse crudas.

La presencia de carnívoros domésticos en los establecimientos de alimentación está regulada: sólo se admiten, debidamente atados, los perros lazarillos y, en algunos restaurantes, los animales que acompañan a los comensales.

Equinococosis alveolar

DEFINICIÓN: ZOONOSIS PARASITARIA

La zoonosis tiene repercusiones clínicas muy graves, cuando no mortales. En los países de Europa Occidental se diagnostican cada año decenas de casos. El riesgo está vinculado a perros y gatos, portadores asintomáticos de la larva del *Equinococcus multilocularis* (1,5 a 3,5 mm de largo).

ANIMALES QUE LA TRANSMITEN: LOS GATOS, LOS PERROS Y LOS ROEDORES

El agente es excretado en las materias fecales de los huéspedes, que impregnan las bayas silvestres. Las ratas de agua son infestadas por ingestión de huevos que acaban siendo ooquistes.

El zorro, así como los perros y los gatos, son infestados por el consumo de estos roedores.

La larva se transforma en adulta en el intestino delgado del huésped definido.

MODO DE TRANSMISIÓN

Se distinguen tres ciclos:

— ciclo salvaje: zorro-rata de agua;

— ciclo peridoméstico: roedor-rata de agua-perro o gato;

— ciclo semidoméstico: perro o gato-roedores domésticos.

La contaminación al hombre se efectúa a consecuencia del contacto de un perro o un gato con parásitos, o del consumo de vegetales contaminados.

SÍNTOMAS EN EL ANIMAL: NINGUNO

El animal parasitado excreta huevos o anillos de cestodos; durante la etapa de crecimiento puede presentar un ligero retraso, pero la presencia del parásito puede pasar completamente desapercibida.

SÍNTOMAS EN EL HOMBRE: HEPÁTICOS

Los signos clínicos son ictericia, hepatomegalia irregular (aumento del bazo), fiebre acompañada de adelgazamiento.

Tiene lugar un proceso pseudotumoral lento.

TRATAMIENTO

Si la enfermedad se detecta con mucha precocidad, puede intentarse una resección del lóbulo afectado. En caso contrario, puede plantearse un transplante hepático.

Un tratamiento médico con albendazol sólo detiene el desarrollo de la enfermedad.

PREVENCIÓN

Se fundamenta en la educación sanitaria de las personas: lavado de manos después del contacto con el perro; higiene de los vegetales (lavado cuidadoso, cocción...) y en la vermifugación de los perros cada 4 semanas.

Teniasis y cisticercosis

DEFINICIÓN: ZOONOSIS PARASITARIAS

La teniasis es una parasitosis debida a formas adultas de cestodos, del género *Taenia*; los parásitos que se encuentran más a menudo son la *T. saginata* y la *T. solium*, cuyas formas larvarias se denominan, respectivamente, *Cysticercus bovis* (bovinos) y *Cysticercus cellulosae* (cerdo y jabalí), pudiendo haber agentes de cisticercosis en el hombre. Puede citarse también la *T. hydatigena*, parásito del gato, y la larva parasitaria de los múridos, agente potencial de cisticercosis humana.

En estas parasitosis, y contrariamente a lo que ocurre en la mayoría de las demás zoonosis, el hombre desempeña en el ciclo un papel primordial, en tanto que es el huésped definitivo normal de dos especies principales, que son la *T. saginata* y la *T. solium*, la tenia armada.

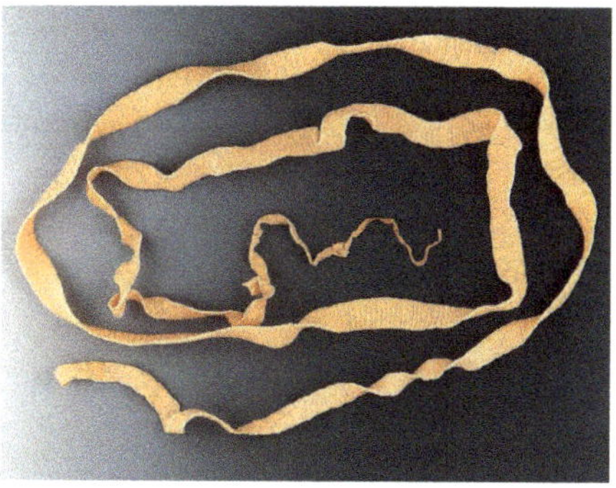

Tenia © Lanceau/Cogis

AGENTE PATÓGENO: *TENIA*

Los cerdos se infestan fácilmente con la *T. solium*, a causa de su hábito coprófago y pueden ingerir una gran cantidad de huevos. Los embriones son liberados desde los huevos en el tubo digestivo y perforan la pared intestinal, luego alcanzan varios órganos y tejidos de la circulación sanguínea (sobre todo el miocardio, los músculos masticadores, el diafragma, la lengua...). El desarrollo completo se realiza en un periodo de 9 a 10 semanas y toma el aspecto de una

LO MÁS CIENTÍFICO

La tenia, o gusano solitario, está formada por una serie de anillos independientes, coronados por una cabeza minúscula (4 mm), o escólex, provista de cuatro garfios. La longitud total del gusano puede sobrepasar los 2 metros.
La T. solium habita en el intestino delgado del hombre, insertada en la mucosa mediante sus cuatro garfios; sus anillos repletos de huevos son evacuados a través de las deposiciones. Al cabo de cierto tiempo, el anillo se desprende y los huevos permanecen en el suelo o en el agua. Si son engullidos por un cerdo, procrean en su estómago un embrión provisto de 6 garfios, que perforan la mucosa gástrica y se fija en los músculos donde pasa a ser una larva inmóvil en una especie de capullo (quiste) que se conoce como cisticerco. Habida cuenta de que son numerosas, estas larvas determinan en el cerdo una enfermedad llamada ladrería, fácilmente identificable por la presencia bajo la lengua del animal de pequeñas vesículas transparentes que contienen los cisticercos.

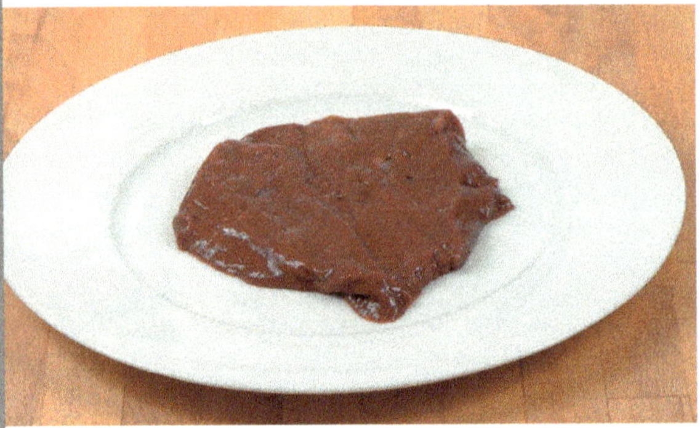

¡Cuidado con la carne cruda! Puede contener huevos de tenia © Lanceau/Cogis

pequeña vesícula repleta de líquido. Si un hombre consume carne con parásitos, la larva se desarrolla en el intestino y se fija a la pared gracias a su escólex. Esta larva se hace adulta en un periodo de 62 a 72 días. La *T. solium* puede persistir mucho tiempo en el intestino (durante 25 años en un caso descrito de parasitosis).

Para la *T. saginata*, el ciclo se desarrolla de la misma manera. El desarrollo tiene lugar en un periodo de 60 a 75 días. Los cisticercos degeneran con bastante rapidez y se calcifican 9 meses después de la infestación. El hombre se infecta mediante el consumo de la carne que contenga parásitos aún viables (de buey o caballo). Los parásitos adultos se hallan presentes entre 10 y 12 semanas después de la infestación y empiezan a poner huevos. No obstante, conviene destacar que todas las regiones anatómicas de una carcasa pueden estar contaminadas, siendo posibles las localizaciones hepáticas, pulmonares, encefálicas.

ANIMALES QUE LAS TRANSMITEN: ANIMALES DE GRANJA Y CARNÍVOROS

La ingestión de gusanos se realiza durante el contacto con los animales de compañía y a través de los productos derivados de los animales de explotaciones ganaderas y similares.

MODO DE TRANSMISIÓN: POR INGESTIÓN

El hombre contrae la teniasis mediante el consumo de carne de cerdo o de buey cruda o poco cocida. Las carnes sometidas a un proceso de salazón y las congeladas en buenas condiciones no presentan riesgo mientras que el ahumado carece de influencia en los cisticercos. También incurren en riesgo, asimismo, las personas que trabajan en industrias que preparan comida a partir de la carne cruda. Los cisticercos pueden permanecer viables durante 9 meses en los bovinos y unos 15 días en las carcasas; el *C. cellulosae* puede persistir durante muchos años en el cerdo y hasta 1 mes en su carcasa. Los huéspedes intermediarios, cerdos o bovinos, se infestan al consumir agua o vegetales contaminados con los huevos expulsados por el hombre. Los huevos de tenia pueden ser transportados a grandes distancias, a través de los cursos de agua, así como por los pájaros. Los insectos coprófagos también pueden participar en su diseminación. Los animales que más se contaminan son los jóvenes, hasta de 4 años.

La cisticercosis del hombre debida a estadios larvarios de la *T. saginata* es muy rara, mientras que la debida a estadios larvarios de la *T. solium* es la más extendida en el mundo. Esta infestación se produce por la ingestión de alimentos o de agua contaminados por huevos o por la misma ingestión de huevos —si no se respetan las reglas de higiene— a través de los dedos, sucios de desechos fecales.

En el caso de la cisticercosis humana causada por larvas de la *T. hydatigena*, del gato, el hombre se contamina a partir de los huevos depositados en los pelos del gato, después de que se hayan liberado con los segmentos en la zona anal y se hayan esparcido entre el pelo del animal a través de sus propios lamidos.

SÍNTOMAS EN EL ANIMAL: NINGUNO

El animal puede albergar el parásito sin manifestar síntomas.

SÍNTOMAS EN EL HOMBRE

La tenia provoca numerosos problemas intestinales (náuseas, vómitos, dolores abdominales) y una anorexia, que a veces se reemplaza paradójicamente por una bulimia. A menudo concurren también problemas nerviosos (insomnio, cefaleas, irritabilidad, disfunciones visuales o auditivas), tos incesante, prurito, urticaria. Los anillos blancos y planos que fácilmente se encuentran en las deposiciones confirman el diagnóstico.

TRATAMIENTO Y PREVENCIÓN

El tratamiento consiste en una vermifugación para matar el parásito.

Conviene no comer carne cruda o insuficientemente cocida. Es necesaria una buena higiene personal y del entorno.

Dipilidiosis

DEFINICIÓN:
ZOONOSIS PARASITARIA

La dipilidiosis o teniasis del perro es una zoonosis helmíntica relativamente poco frecuente. El parásito es un cestodo de los carnívoros: el *Dipylidium caninum*, cuyo huésped intermediario es la pulga del perro o la de gato. El hombre es un huésped que se define como accidental (120 casos de dipilidiosis humana han sido descritos en todo el mundo; en la mayor parte de casos, en niños pequeños). La contaminación, como ocurre con el perro o el gato, se produce a través de la ingestión de pulgas infestadas. Irritabilidad, pérdida de peso y anorexia son los problemas observados en el niño.

El *D. caninum*, parásito cosmopolita, es el cestodo más frecuente en el perro.

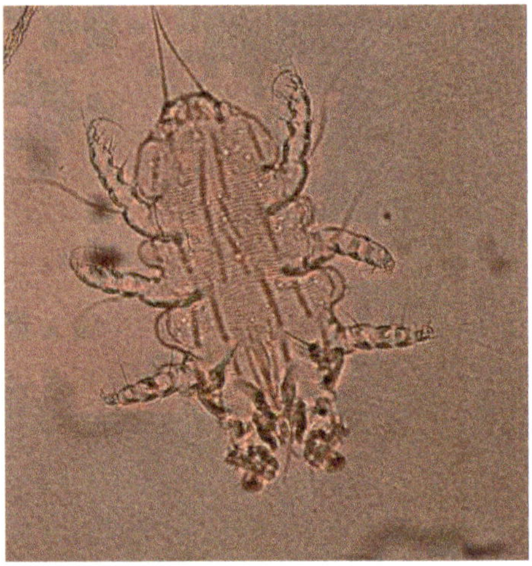
Piojo al microscopio © Dr. T. Hazan

AGENTE PATÓGENO:
DIPYLIDIUM CANINUM

La dipilidiosis es debida a las larvas del *Dipylidium caninum*.

Los segmentos, una vez desprendidos, son expulsados con las defecaciones del huésped definitivo, o fuerzan el esfínter anal de este último para desintegrarse en el medio exterior.

Los huevos son ingeridos por las larvas de las pulgas del perro *(Ctnotephalides canis)* y del gato *(Ctnotephalides felis)*. Estos son liberados en su tubo digestivo, atraviesan la pared intestinal y migran en la cavidad general.

El huésped definitivo se infecta a su vez ingiriendo una pulga adulta infectada. Los segmentos son eliminados en las deposiciones 3 semanas después.

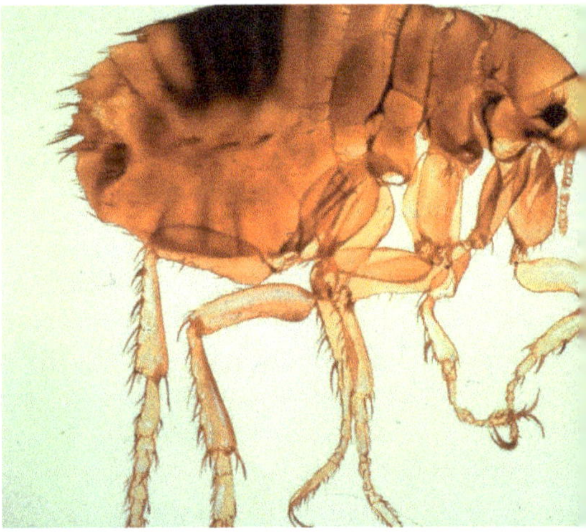
La pulga, enemigo publico n.° 1 del perro
© Foto de la autora

ANIMALES QUE LA TRANSMITEN:
PERROS Y GATOS

Se encuentra en los cánidos: perro doméstico, dingo, zorro, licaón..., los hiénidos y los felinos.

Las pulgas de los carnívoros, los piojos del perro y la pulga del hombre son huéspedes intermediarios.

MODO DE TRANSMISIÓN: VÍA DIGESTIVA

El hombre, como los carnívoros, se infesta por vía digestiva ingiriendo insectos que contienen larvas. Los niños particularmente afectados son aquellos cuya higiene es precaria y que tienen contacto estrecho con animales domésticos. Se contaminan ingiriendo una pulga o abrazando un perro que acaba de aplastar el ectoparásito entre sus dientes.

SÍNTOMAS EN EL ANIMAL: NINGUNO

Lo más frecuente es que la infestación sea asintomática. El prurito anal y la obstrucción de las glándulas anales son frecuentes: el animal se lame o se frota el ano contra el suelo avanzando con sus patas delanteras («trineo»). Las manifestaciones digestivas —con estreñimiento o diarrea— y nerviosas —con convulsiones— son excepcionales.

La coproscopia macroscópica permite un diagnóstico preciso. Se trata de detectar los anillos de los cestodos en las heces y observar su tamaño y forma. El hallazgo de huevos (coproscopia microscópica) no es fiable.

SÍNTOMAS EN EL HOMBRE: IRRITABILIDAD, PÉRDIDA DE PESO Y DEL APETITO

Las formas asintomáticas son habituales. En el niño, se aprecia irritabilidad nocturna, anorexia y pérdida de peso.

TRATAMIENTO Y PREVENCIÓN

Es preceptiva la vermifugación curativa.

Los animales domésticos carnívoros también deben ser vermifugados con regularidad, así como tratados contra las pulgas. En la medida de lo posible, las larvas de los ectoparásitos serán destruidas en el ambiente gracias a difusores de insecticida.

En el hombre, debe velarse por la correcta higiene de los niños que están con contacto con animales domésticos.

Criptosporidiosis

DEFINICIÓN: PROTOZOOSIS

En realidad no se trata de una zoonosis transmisible por las aves al hombre, sino más bien de una enfermedad común al hombre y a las aves. Es una protozoosis principalmente intestinal.

La criptosporidiosis provoca pérdida de peso en las crías aviarias. Descubierta por Tyzzer en 1907, durante mucho tiempo ha sido subestimada.

Es la responsable de diarreas neonatales en numerosos mamíferos, de problemas respiratorios y digestivos en las aves y de gastroenteritis agudas en el hombre.

AGENTE PATÓGENO: PROTOZOO

Se trata de un protozoo que pertenece al género *Cryptosporidium*. No resiste en el hielo ni a temperaturas superiores a 65 °C.

Durante mucho tiempo se ha creído que había una especie de *Cryptosporidium* particular para cada especie animal, luego algunos estudios han demostrado que sólo habría una criptosporidiosis capaz de infectar todas las especies.

Hoy en día los autores parecen estar de acuerdo sobre la existencia de cuatro especies diferentes.

El parásito evoluciona según un ciclo que se desarrolla enteramente

LO MÁS CIENTÍFICO

Las criptosporidias son parásitos protozoarios intracelulares, ovoides o globulosos de tamaño diminuto. Se desarrollan y reproducen en las células epiteliales del sistema respiratorio, digestivo y urinario de los vertebrados. Pertenecen al género Cryptosporidium, que agrupa 4 especies diferentes:

— Cryptosporidium parvum, de localización intestinal, presente sobre todo en los mamíferos. El ooquiste tiene un tamaño inferior a 6 µm,

— Cryptosporidium muris, de localización estomacal, menos frecuente y menos patógeno que el precedente, presente en los mamíferos. El ooquiste tiene una talla comprendida entre 6 y 8 µm,

— Cryptosporidium meleagridis, localizado en el último tercio del intestino delgado en aves como la codorniz y el pavo (causante de problemas digestivos). El ooquiste tiene una talla de alrededor de 5,2 µm,

— Cryptosporidium baileyi, localizado en la cloaca (sin signos clínicos), en el aparato respiratorio (con signos clínicos) en aves como el pollo, el pavo, el pato, la oca y la gaviota. El ooquiste tiene una talla de 6,6 µm.

El ciclo del Cryptosporidium es monoxeno directo. Se efectúa en 3 fases sin huésped intermediario, manifestándose en un periodo que va de 2 días a 2 semanas. Se distingue:

— una fase de reproducción asexuada o esquizogonia,

— una fase de reproducción sexuada o gametogonia,

— una fase de formación de un ooquiste esporulado que contiene 4 esporozoítos sin esporocisto ni esporogonia. Se forman 2 tipos de ooquistes esporulados: ooquistes esporulados de pared delgada y otros de pared gruesa. Los primeros son responsables de la autoinfección, mientras que los segundos transmiten la enfermedad a otros huéspedes sensibles.

La pared del ooquiste se rompe y libera esporozoítos que se fusionarán con la célula huésped.

en el tubo digestivo del hombre y de otros numerosos mamíferos (bovinos, equinos, carnívoros).

Los ooquistes esporulados son eliminados con las heces del sujeto infectado. Son muy resistentes. Sólo los destruyen temperaturas elevadas, el formol al 10 % y el amoniaco al 5 %.

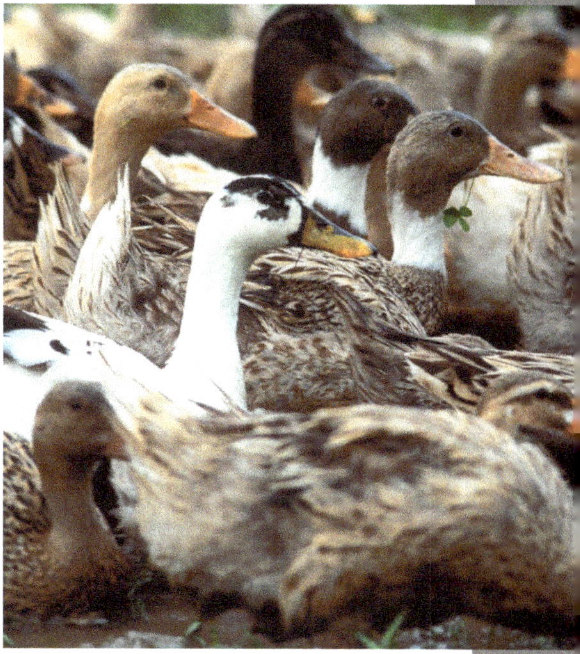

El pato es uno de los transmisores de criptosporidiasis

ANIMALES QUE LA TRANSMITEN: ANIMALES DE GRANJA

Numerosas especies de vertebrados son afectadas por esta protozoosis. La enfermedad ataca preferentemente a los animales jóvenes y los individuos inmunodeprimidos.

Entre las especies sensibles, destacan los rumiantes domésticos (bovinos, búfalo, cabra, oveja) y salvajes (muflón, antílope, gacela), el cerdo, el caballo, los carnívoros (perro, gato, mapache), roedores y lagomorfos (ratón, cobaya, rata, ardilla, chinchilla, conejo y musaraña), simios y prosimios (lémures), la especie humana, numerosas aves (pollo, pavo, faisán, codorniz, colín de Virginia, pavo real, pato, oca, gaviota y loro; entre la caza, el faisán, la codorniz y el colín de Virginia son particularmente sensibles), reptiles (serpientes, lagartos, tortugas, camaleones) y peces (carpas, ciclidófilos).

Los roedores y las aves, sin duda alguna, desempeñan un importante papel en la propagación de esta enfermedad.

El perro y el gato son huéspedes menores de la criptosporidiosis humana.

MODO DE TRANSMISIÓN: POR INGESTIÓN

Los ooquistes contaminados son excretados por los enfermos o portadores sanos. La transmisión interespecie es común y sólo las transmisiones cruzadas entre las aves y los mamíferos fracasan en la mayoría de los casos.

Las principales materias virulentas son las fecales, más raramente las secreciones nasales y las expectoraciones en caso de forma pulmonar en el hombre y en las aves. Los vómitos (hombre y suidos), así como las secreciones vaginales, pueden ser consideradas, asimismo, materias virulentas.

En los animales, la contaminación tiene lugar por la ingestión de ooquistes, y desde el nacimiento por lamidos de camas sucias, del perineo de los animales emisores de ooquistes (contactos orofecales). Después, los animales se infectan por la ingestión de alimentos impregnados. La contaminación por inhalación de polvo cargado de ooquistes es posible y se vinculan con las formas respiratorias.

En el hombre, la transmisión es en general indirecta, por ingestión de agua, alimentos, leche o productos elaborados con leche cruda contaminada por criptosporidios, con bajo nivel de higiene, que aumenta los riesgos de contaminación. La transmisión interhumana es común (epidemia en torno a pesebres).

Las causas digestivas que favorecen la penetración son las afecciones virales y la inmunodepresión, en particular el síndrome de inmunodeficiencia adquirida (sida).

Los perros y los gatos han sido muchas veces considerados fuente de contaminación del hombre. En cualquier caso, es difícil saber si la transmisión hubiese tenido lugar del animal al hombre, del hombre al animal o si la fuente era común (agua, por ejemplo).

Las especies sensibles a la criptosporidiosis respiratoria pueden contraer la enfermedad por vía aérea.

SÍNTOMAS EN EL ANIMAL: VARIOS

Sobre todo en los animales jóvenes: diarrea líquida, amarillenta y abundante, pérdida de peso.

Lechón de menos de 15 días: los vómitos se añaden a los síntomas anteriores.

En las aves en general, manifestaciones respiratorias.

Pollitos y polluelos de pavo: signos de infección respiratoria.

Existe:

— una forma respiratoria debida al *Cryptosporidium baileyi*: se observa disnea, goteo nasal, tos y pérdida de peso. En las crías afectas, la morbilidad y la mortalidad aumentan. En las aves muertas, las mucosas respiratorias están hiperemiadas. Las criptosporidiosis son una de las principales causas de afecciones respiratorias en la volatería,

— una forma digestiva: más rara y más severa, ataca principalmente especies como la codorniz, el pavo, la oca, el colín de Virginia y los psitácidos. La enteritis es grave; las tasas de morbilidad y de mortalidad, importantes. Es posible una afección asintomática en la cloaca o en la bolsa de Fabricio. El animal está debilitado, las plumas despeluzadas, sucias de la materia fecal al nivel de la cloaca, evidenciando diarrea.

Las criptosporidias se asocian a veces a otros agentes patógenos, como los reovirus, el virus de la enfermedad de Marek, el *Mycoplasma galilsepticum*, la *Bordetella avium*, con una acción sinérgica agravante.

La calidad de portador frecuentemente es asintomática. Las manifestaciones clínicas aparecen temprano en los sujetos inmunodeprimidos o cuando una infección concomitante está presente.

Los signos más constantes son anorexia crónica, pérdida de peso y diarrea persistente.

SÍNTOMAS EN EL HOMBRE: DIARREA

La incubación oscila entre 3 y 12 días, luego el paciente tiene diarrea profusa y líquida, asociada o no a dolores abdominales, vómitos y un síndrome febril. En ocasiones, se observa en las deposiciones líquidas sangre o mucosidad. Las manifestaciones clínicas pueden persistir 15 días o más en ciertos casos, y se acompañan de un retraso en el crecimiento. Con ocasión de la criptosporidiosis puede darse pancreatitis aguda, artritis, síndrome hemolítico y urémico y signos respiratorios.

TRATAMIENTO

Las terapias tienen por misión la destrucción del parásito, disminuir su poder patógeno mediante tratamientos específicos y sintomáticos, empezando por una rehidratación por vía oral o enteral. Se recomiendan comidas energéticas e hipolipídicas a las que podrá añadirse la utilización de curas y remedios gastrointestinales.

Pueden utilizarse anticoccidianos, antibióticos y antibiomiméticos (sulfamidas, espiramicina y otros aminoácidos son bastante eficaces) combinados con una polivitaminoterapia. De hecho, este tratamiento es válido para sujetos que todavía no están enfermos. El tratamiento es esencialmente sintomático y descansa en la compensación de las pérdidas hídricas y nutricionales asociadas a la diarrea. También pasa, si es factible, por el cese de un tratamiento inmunosupresor. En la actualidad no existe tratamiento curativo: así, el lactato de halofuginona, eficaz en los bovinos, no se utiliza en el hombre, a acusa de su toxicidad. Se han descrito curaciones tras tratamiento con eflornitina, diclazuril o en pacientes tratados con AZT (acidotimidina).

Ninguna molécula es realmente eficaz. Las que se emplean no destruyen el parásito, pero permiten la regresión de las manifestaciones clínicas. En el caso del hombre se administran macrólidos, lincosamidas como la clindamicina, la paromomicina (un aminoácido). Tal vez sea una solución interesante la azitromicina. En el gato la paromomicina ha permitido detener la eliminación de ooquistes.

PREVENCIÓN

En las aves

La prevención se fundamenta en:

— retirar regularmente las heces,

— separar las especies y establecer un cordón sanitario entre grupos de aves,

— limpiar y desinfectar los hábitats de los animales utilizando medios apropiados, eficaces con las criptosporidias (fumigaciones de formol, de amoníaco). También pueden tratarse las aguas con ozono (0,4 mg/l durante 6 minutos),

— combatir los roedores y otros animales nocivos que puedan transmitir la criptosporidiasis,

— tratar prontamente los sujetos contaminados con motivo de la detección de ooquistes en las heces (sulfamidas, espiramicina).

En el hombre

La prevención es sanitaria y está basada en:

— medidas higiénicas estrictas, especialmente en las profesiones expuestas al riesgo de transmisión (criadores, veterinarios, personal hospitalario y de establos),

— una desinfección cuidadosa de las zonas impregnadas (tratamiento durante 30 minutos con formol al 10 %, amoniaco al 50 %, o agua oxigenada a temperatura ambiente, congelación a –20 °C, calentamiento a 65 °C durante al menos 30 minutos propiciando la inactivación de los ooquistes).

Triquinosis

DEFINICIÓN:
ZOONOSIS PARASITARIA

Esta enfermedad que afecta a un gran número de mamíferos se debe a un pequeño nematodo filiforme: la *Trichinella spiralis*. La triquinosis es una zoonosis de origen alimentario. El hombre se infecta consumiendo carne de cerdo o de herbívoros o productos a base de carne de estos animales cruda o insuficientemente cocida. El hombre constituye un obstáculo insalvable en la evolución de la enfermedad, en tanto que los cadáveres humanos no son abandonados a los carnívoros salvajes, salvo en ciertas tribus africanas.

AGENTE PATÓGENO:
TRICHINELLA SPIRALIS

El ciclo es muy particular. El parásito puede vivir bajo dos formas distintas en un mismo huésped: una forma larvaria en el músculo estriado, básicamente, y otra adulta, en el intestino delgado.

TRANSMISOR: LA CARNE

No son los animales quienes actúan de huéspedes directos, sino los productos elaborados con carne.

MODO DE TRANSMISIÓN:
POR INGESTIÓN DE CARNE

Al ingerir carne contaminada un carnívoro o un omnívoro, las larvas son liberadas por la digestión de la cápsula y del tejido muscular que las contiene. Estas larvas se transforman en adultos al cabo de 4 o 5 días de la fijación en las vellosidades y las criptas glandulares del intestino. Las hembras fecundadas ponen larvas del primer estadio entre 4 y 7 días después del consumo de carne con parásitos, y la puesta perdura durante varias semanas. Las larvas atraviesan la pared intestinal y penetran en el sistema linfático desde donde llegan a la vena cava superior, después a la parte derecha del corazón y entonces se dispersan entre distintos tejidos y órganos; sin embargo están allí poco tiempo y se reintegran al sistema circulatorio para salir de los capilares y para alojarse en los músculos estriados, donde se enquistarán. Algunas larvas no migran hacia los músculos, pero permanecen en otros órganos o tejidos: hígado, pulmones, testículos, encéfalo, miocardio o músculos lisos, donde mueren rápidamente. Los parásitos se localizan en sitios de elección como en la base del diafragma, los maseteros, la lengua, los músculos oculares, los músculos dorsales y lumbares. El parásito se envuelve en una cápsula alrededor de 2 semanas después de la infestación. Al cabo de 5 o 6 semanas el enquistamiento se ha completado y el quiste tiene la forma de un pequeño limón en el que la larva está enrollada en espiral. Las larvas así encapsuladas pueden vivir años en el tejido muscular, pero generalmente interviene una calcificación a partir del decimoquinto mes. Asimismo las larvas siguen siendo infecciosas durante 2 o 3 meses dentro del tejido putrefacto. Son igualmente resistentes a la desecación, al salado y al ahumado. El principal ciclo doméstico se efectúa entre los cerdos y los roedores, pero los carnívoros domésticos y salvajes pueden intercalarse. El parásito se transmite entre los cerdos por ingestión de desechos que contienen fibras musculares de cerdo (restos de cocinas, mataderos...), o por ingestión de cadáveres de animales como las ratas, que pueden ser frecuentes en criaderos poco modernos. El perro, el gato, y la rata se infestan de la misma manera que el cerdo. Finalmente, los herbívoros, aunque naturalmente no consumen carne, se pueden infestar. Estos herbívoros pueden perfectamente ingerir ratas troceadas entre los preparados de granos y forrajes. Cabe contemplar una fuente de contaminación post mórtem en la suciedad contenida en los cuchillos que cortan sucesivamente carne de cerdo con parásitos y luego carne de herbívoro, o con ocasión del embutir salchichas con revestimiento porcino, ya que las triquinas pueden alojarse en la musculatura lisa.

SÍNTOMAS EN EL ANIMAL: NINGUNO

El parásito no comporta ningún síntoma en el animal.

SÍNTOMAS EN EL HOMBRE: PROBLEMAS DIGESTIVOS

La enfermedad en el hombre no se manifiesta en todos los sujetos. La forma clínica es el resultado del parasitismo por varias larvas. El periodo de incubación varía de 2 a 40 días, pero el promedio se sitúa alrededor de los 10 días. La primera fase de la infestación es intestinal y se manifiesta con anorexia, náuseas, vómitos, cólicos y diarrea. Después, en cuestión de 10 días tras la ingestión de la carne con parásitos, se produce la invasión del tejido muscular. Se observa: edema parpebral (85 % de los casos), mialgias, cefaleas, fiebre durante varios días, escalofríos y sudores. Pueden observarse igualmente síntomas respiratorios o neurológicos. Esta relación de signos dura alrededor de 10 días en caso de infestación leve, pero puede persistir varios meses en caso de infestación masiva; en general las mialgias se prolongan durante varios meses. Lo más frecuente es que la mortalidad no alcance el 1 %.

Endoscopia: colitis crónica ulcerosa
© F. Dargent

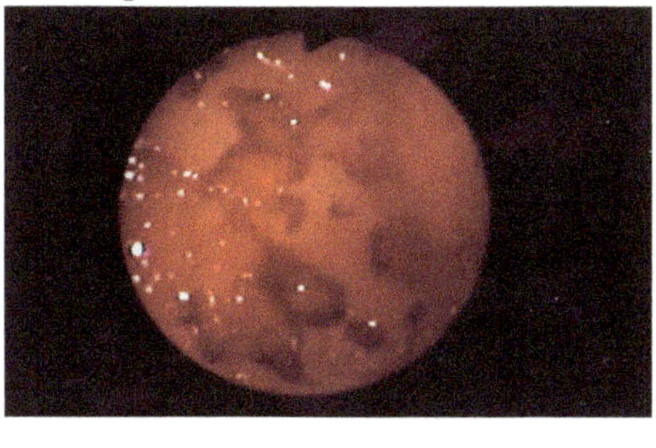

TRATAMIENTO

Rehidratar lo más a menudo posible.

PREVENCIÓN

Para evitar una contaminación demasiado elevada en los criaderos de cerdos, debe llevarse a cabo una desratización regular. No se puede eliminar por completo el riesgo para el hombre, porque existe un ciclo salvaje. Los servicios veterinarios realizan exámenes de las carcasas de cerdos por triquinoscopia o por digestión pépsica. Las carcasas no son inspeccionadas en su totalidad, lo más frecuente es que se realicen muestreos.

El problema es otro cuando un particular cría y mata él mismo a un animal sin inspección veterinaria, o cuando un cazador consume carne de jabalí.

Tricuriosis

DEFINICIÓN:
ZOONOSIS PARASITARIA

Las enfermedades transmitidas del animal al hombre son debidas al *Trichuris vulpis*, que parasita el intestino grueso del perro y el zorro, y al *Trichuris suris*, del cerdo y el jabalí.

El *T. vulpis* ha podido ser identificado en un pequeño número de casos en el hombre, especialmente en Italia y en Rumania; este número de casos no sobrepasa los 20 en Europa.

AGENTE PATÓGENO: *TRICHURIS*

Las hembras ponen huevos que son evacuados entre las materias fecales. Las larvas contenidas en los huevos se desarrollan, en condiciones adecuadas de temperatura y de humedad, para alcanzar el estadio infeccioso. Los animales se infestan ingiriendo los huevos embrionados; las larvas liberadas en el intestino se alojarán en las criptas glandulares durante un periodo de 2 a 10 días, después se desplazarán hacia el intestino grueso donde alcanzarán el estadio adulto. Las hembras empiezan a poner alrededor de 3 meses después de la infestación del huésped por el *T. vulpis*, y de 6 a 7 semanas por el *T. suis*.

Los animales transmisores son el perro, el zorro, el cerdo, el jabalí...

No se aprecia síntoma alguno en los animales con parásitos.

La transmisión, oral, se debe a un contacto demasiado estrecho con el animal de compañía, lo que significa una falta de higiene por parte del hombre.

SÍNTOMAS EN EL HOMBRE

La mayor parte de las infestaciones son demasiado poco importantes en número como para determinar un estado patológico. Por el contrario, parásitos en gran número son susceptibles de provocar dolores abdominales y diarreas, que van acompañadas o no de sangre. También se ha descrito un caso de larva migrans en el pulmón.

A pesar de la infestación a veces importante de nuestros carnívoros, los casos humanos son poco numerosos, pero el deterioro de las condiciones sanitarias en determinadas capas de la población podría aumentar el riesgo de parasitosis.

PREVENCIÓN

Unas buenas condiciones de higiene en el entorno, así como personal, y la eliminación de materias fecales son medidas adecuadas para evitar la infestación.

Tricostrongilidosis

DEFINICIÓN: ZOONOSIS PARASITARIA

Muchas especies de *Trichostrongylus* son los agentes de estas parasitosis, así como los parásitos de los géneros *Ostertagia* y *Haemonchus*.

AGENTE PATÓGENO: *TRICHOSTRONGYLUS*

Los huevos son evacuados con las materias fecales. En condiciones favorables de temperatura, humedad y oxigenación la larva emergerá en 1 o 2 días. Tras dos mudas, esta larva se vuelve infecciosa. Tras la ingestión por un huésped receptivo, principalmente rumiante, la larva de tercera edad se transforma en adulta en el tubo digestivo (duodeno e íleon; en el estómago en el caso del *Trichostrongylus axei*) e inicia la puesta.

Cuando las larvas se encuentran en el medio exterior pueden hundirse en el suelo, si las condiciones del biotipo no son satisfactorias, y volver a salir cuando resulten óptimas. La evolución exógena tiene lugar principalmente en los pastos pero también puede desarrollarse en las caballerizas, cuadras, establos en los que se encuentren los animales.

TRANSMISORES: RUMIANTES Y MEDIO EXTERIOR

Son sobre todo los vegetales de los pastos los que actúan de fuente de contaminación.

MODO DE TRANSMISIÓN: POR INGESTIÓN

Las especies que se encuentran en Europa con mayor frecuencia son el *T. colubriformis*, de origen ovino y el *T. axei*, de origen bovino y ovino. Se han descrito algunos casos en Europa, especialmente en Alemania, Hungría, Chequia-Eslovaquia y Francia. El hombre se infesta consumiendo vegetales crudos portadores de larvas infecciosas provenientes de pastos donde los rumiantes han defecado. Otra modalidad de infestación se da cuando el hombre y los rumiantes mantienen un contacto estrecho en los establos, etc. Estas afecciones tienen, pues, básicamente una distribución rural, si bien en las ciudades puede introducirse la contaminación a través de los vegetales que llegan al mercado. Esta zoonosis es más bien rara, pero como lo más frecuente es que las infestaciones sean asintomáticas, en particular en el animal, el diagnóstico se realiza con motivo de la búsqueda de otros parásitos.

SÍNTOMAS EN EL HOMBRE

Los parásitos se encuentran a nivel del duodeno y del yeyuno en el hombre y, en la mayoría de los casos, no dan síntomas o estos apenas se manifiestan.

En las infestaciones intensas, pueden observarse problemas digestivos con diarrea, dolores abdominales y adelgazamiento, con eventual anemia. La infestación puede extenderse durante varios años.

PREVENCIÓN

Es preferible lavar bien los productos vegetales destinados a ser consumidos crudos; igualmente hay que observar una buena higiene personal.

Estafilococias

DEFINICIÓN:
ZOONOSIS BACTERIANA

Esta enfermedad debe su importancia:
— a la presencia considerable de estafilococos en el medio exterior,
— a la posibilidad de transmisión de gérmenes de los animales al hombre, aun siendo rara. En cualquier caso los estafilococos afectan regularmente al hombre y los animales (mamíferos, aves). En el hombre la enfermedad se traduce principalmente en una intoxicación alimentaria (enterotoxina estafilocócica).

AGENTE PATÓGENO:
ESTAFILOCOCO

Descubiertos por Pasteur, los estafilococos son bacterias grampositivas.

El género *Staphylococcus* comprende una veintena de especies.

ANIMALES QUE LA TRANSMITEN:
LOS MAMÍFEROS Y LAS AVES

Numerosos mamíferos son sensibles a la infección estafilocócica: perro, gato, rumiantes, caballo. En cuanto a las aves, la mayor parte de las especies, y sobre todo todas las especies aviarias, son también sensibles.

El número de huéspedes es considerable, habida cuenta de los portadores sanos (aves, y sobre todo el hombre) que albergan el *Staphylococcus aureus*.

MODO DE TRANSMISIÓN:
POR INHALACIÓN E INGESTIÓN

Las fuentes del agente infeccioso están representadas, sin duda, por las aves enfermas, los portadores aparentemente sanos y, sobre todo, los hombres.

Los estafilococos se encuentran en la piel, en las deyecciones, excrementos y secreciones nasales.

Tanto en las aves como en el hombre, el modo de transmisión es principalmente indirecto, por la intermediación del aire, el polvo, la ropa y los alimentos.

La intoxicación alimentaria se debe a la ingestión de alimentos impregnados de estafilococos patógenos que tienen por origen:
— una infección de las vísceras animales (del animal vivo o del matadero),
— más a menudo, una contaminación humana con motivo de la manipulación de los alimentos por una persona portadora de estafilococos (portador sano o que, por ejemplo, tiene un absceso). Los estafilococos podrán desarrollarse, si encuentran las condiciones favorables (temperatura superior a 10 °C, baja salinidad, alto contenido en agua de los alimentos). Producen entonces enterotoxinas termoestables (hasta 100 °C) y resistentes a los jugos digestivos.

SÍNTOMAS EN EL ANIMAL: ABSCESO

Las aves presentan en primer lugar fiebre, plumas despeluzadas, se resisten a desplazarse. La evolución puede ser mortal.

SÍNTOMAS EN EL HOMBRE:
ABSCESO, INTOXICACIÓN

Las estafilococias causadas por el *Staphylococcus aureus* son, con mucho, las que se dan con más frecuencia en el hombre.

Entre las formas clínicas más extendidas, se observan:

— infecciones cutáneo-mucosas y subcutáneas: son, sin duda, las más frecuentes. Se presentan en forma de foliculitis y pueden extenderse en profundidad (furúnculo, carbunco, celulitis), panadizos, impétigo, abscesos mamarios, infecciones localizadas en los ojos (conjuntivitis), en la zona genital (salpingitis, abscesos pélvicos), en las vías aéreas superiores (sinusitis),

— septicemias agudas o crónicas que pasan desapercibidas. Pueden complicarse con una endocarditis, meningitis, neumonías que afectan tanto al adulto como al niño,

— problemas neurológicos: aneurisma infeccioso con ruptura en el curso de la endocarditis, meningitis causada por el *Staphylococcus aureus*,

— infecciones osteoarticulares frecuentes: osteomielitis, artritis,

— síndromes tóxicos, que se presentan bajo tres formas: gastroenteritis estafilocócica con vómitos y síndrome coleriforme que sobreviene al cabo de 1 a 6 horas de comer (es debida a la enterotoxina B); síndrome de shock tóxico estafilocócico; síndrome de la piel escaldada, caracterizado por un eritema escarlatiforme que evoluciona en 48 horas hacia una exfoliación de la epidermis. En el caso de los dos últimos síndromes, el antibiótico está justificado.

TRATAMIENTO

Se administrará antibioterapia tras la realización de un antibiograma, tomando la precaución de utilizar, según los resultados que arroje, una combinación sinérgica de antibióticos bactericidas (asociación de quinolonas o penicilina M con aminoácidos).

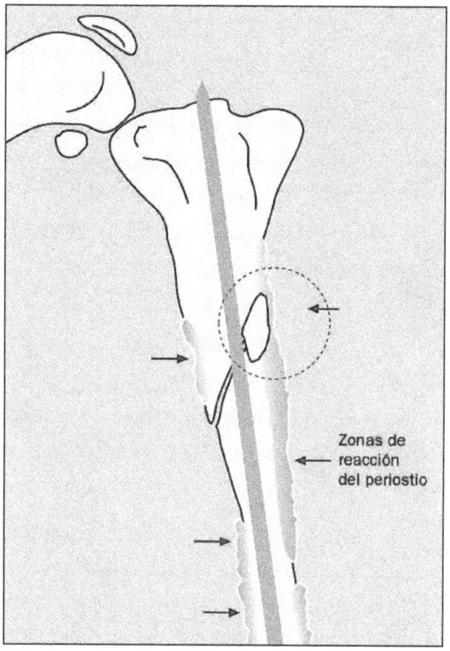

Osteomielitis © Jordi Franch

El tratamiento antibiótico resulta inútil en ciertos casos (gastroenteritis estafilocócica).

PREVENCIÓN

Se basa en:

— un respeto estricto de las reglas de higiene elementales,

— la inspección de las carcasas, el análisis bacteriológico de los productos alimentarios transformados y cocidos, la refrigeración de los despojos para evitar la multiplicación de las bacterias y la formación de toxinas; encuestas epidemiológicas en los casos de intoxicación alimentaria colectiva.

Candidiasis

DESCRIPCIÓN

Las candidiasis forman parte de las micosis digestivas y bucales. Las animales pueden ser transmitidas a los niños. Estas micosis son provocadas por levaduras, principalmente la *Candida albicans*.

Los animales transmisores (de compañía) presentan sobre todo otitis causadas por la *Candida*. En ese caso, la transmisión tiene lugar por contacto o por vía oral (higiene deficiente).

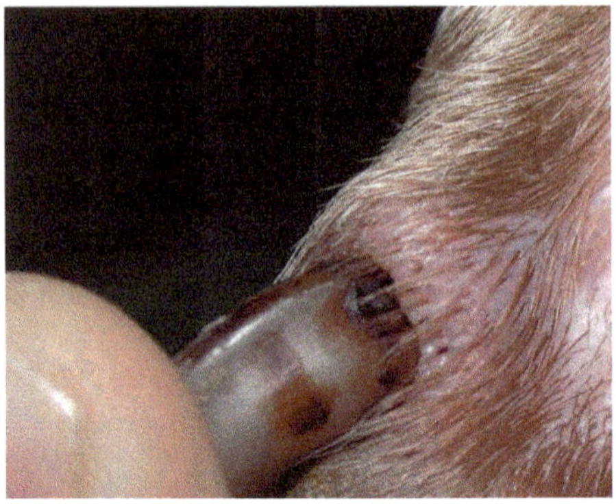

Onyxis: perionyxis © Dr. T. Hazan

SÍNTOMAS EN EL ANIMAL: ESTOMATITIS, OTITIS

En los carnívoros se distingue entre candidiasis superficiales (otitis, conjuntivitis) e internas, en particular digestivas (estomatitis, enteritis), así como, más raras, respiratorias, genitales o urinarias.

A nivel cutáneo, se observa una inflamación de las zonas afectadas con depósitos blanquecinos y fuerte comezón.

Las otitis externas debidas a la *Candida albicans* son muy frecuentes. La estomatitis candidiásica (muguet) se traduce en manchas blanquecinas que pueden llegar a alcanzar varios centímetros de diámetro al nivel de la lengua y de las mejillas. Un desequilibrio de la flora intestinal puede ser la causa de una enteritis por levaduras rebelde a los tratamientos usuales, para cuyo diagnóstico habrá que realizar un análisis de las deposiciones. Las candidiasis urinarias pueden provocar cistitis.

SÍNTOMAS EN EL HOMBRE

La *Candida albicans* es responsable del muguet bucal del bebé, que provoca problemas de succión y de deglución. Sin tratamiento, la candidiasis bucal se propaga a todo el tubo digestivo y provoca diarrea, vómitos y eritema glúteo. El intertrigo es la infección candidiásica de los pliegues cutáneos: ingles, axilas, comisuras labiales (perleche). El «pie de atleta» (intertrigo de los dedos de los pies) puede estar provocado por la *Candida albicans* así como por dermatofitos. La infección de las uñas (oniquia y perioniquia) es igualmente frecuente.

TRATAMIENTO Y PREVENCIÓN

El tratamiento se fundamenta esencialmente en la micostatina o la anfotericina B.

La prevención consiste en una higiene personal correcta.

Zoonosis con manifestaciones cutáneas

Denominación	Agente	Huésped	Transmisión	Síntomas
Tiña	Hongos dermatofitos: Microsporum Trichophyton	Animales domésticos Gato: portador sano	Contacto	Lesiones redondas sin pelo
Pulicosis	Pulgas	Todos	Contacto, picaduras	Prurito, lesiones
Cheiletielosis	Cheyletiella	Gato, perro	Contacto	Dermatitis
Sarna	Ácaros	Todos	Contacto	Pápulas
Erisipeloide	Bacilo Erysipelothrix rhusiopathiae	Cerdo	Manipulación, contacto	Placas rojas
Pasteurelosis	Pasteurella multocida	Aves, roedores, cerdo	Contacto, agua	Llaga cutánea
Enfermedad por cutánea arañazo de gato	Bartonella heuselae	Gato	Arañazo	Lesión
Larva «migrans» cutánea	Anquilostomas domésticos	Carnívoros	Vía transcutánea	Trayecto eritematoso

Tiña

Definición: micosis

Se llama tiña a las micosis debidas a los hongos, los dermatofitos, de dos géneros principales: *Microsporum* y *Trichophyton*.

La mayor parte de los mamíferos pueden ser afectados por hongos. Las micosis son muy contagiosas entre animales (de la misma especie o de una especie a otra), así como entre el animal y el hombre.

El niño está particularmente expuesto, dados los estrechos contactos que a menudo mantiene con el animal.

Agente patógeno: hongos

Los hongos tienen la capacidad de resistir, vivir y reproducirse en el medio exterior. Las tiñas contaminan tanto a los animales de compañía como los de explotaciones ganaderas y similares o los caballos.

Los parásitos de origen animal que se encuentran en el hombre son en su mayor parte el *Microsporum canis* y el *Trichophyton mentagrophytes*, pero también puede tratarse de otros: el *Trichophyton verrucosum,* el *Microsporum equinum,* el *Microsporum nanum*...

En el perro pueden encontrarse asimismo el *M. persicolor* y el *T. quinckeanum*.

En el gato, se hallan los mismos hongos, pero el animal representa el principal huésped del *Microsporum canis*, mientras que la enfermedad en él a menudo pasa desapercibida: se dice que el gato es un «portador sano».

Animales que la transmiten: portadores sanos (gatos)

El gato es un portador sano: esto es muy importante, pues permite enten-

LOS DIFERENTES HONGOS

	Dermatofitos	Huésped principal	Especie de carnívoro doméstico	Contaminación humana
Microsporum	M. canis	Perro, gato		++
	M. persicolor	Rata de agua	Perro, gato	+
	M. gypseum	Suelo	Perro, gato	+
	M. nanum	Cerdo, suelo	Perro	+
Tricophyton	T. mentagrophytes	Rata, ratón	Perro, gato	++
	T. erinacei	Erizo	Perro	+
	T. quinckeanum	Ratón	Gato	+
	T. verrucosum	Bovinos	Perro, gato	+
	T. simii	Volatería, simios, pequeños mamíferos	Perro	+
	T. terrestre	Suelo	Perro, gato	+
	T. equinum	Caballo	Perro, gato	+/-
	T. gallinae	Volatería	Perro, gato	+

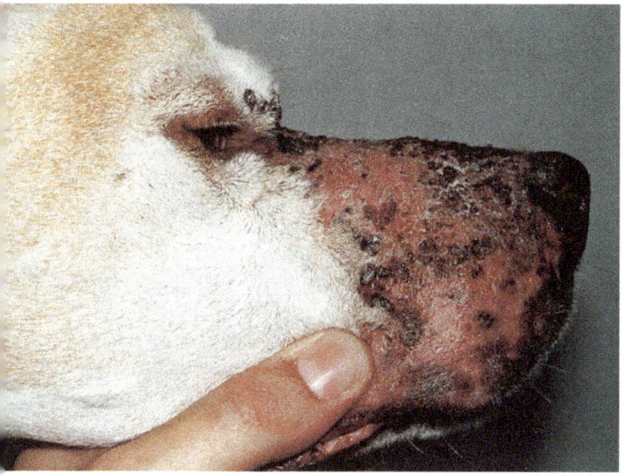

Tiña sobreinfectada © Dr. E. Bensignor

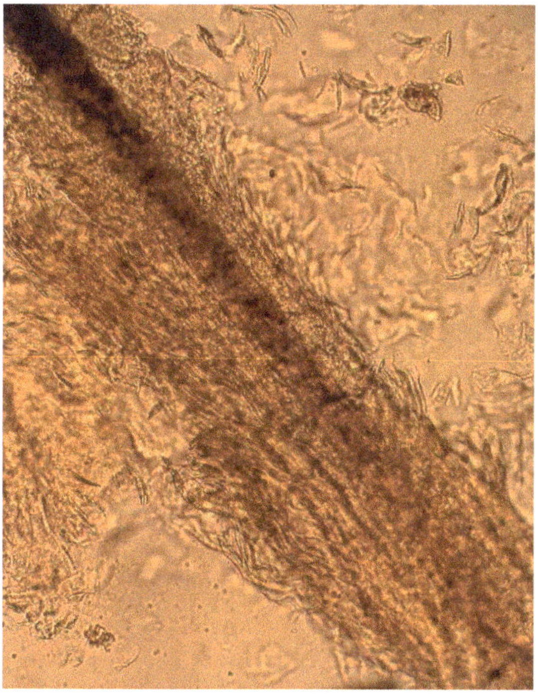

Pelo tiñoso al microscopio © Dr. T. Hazan

der cómo los amos son contaminados sin que el gato presente lesiones.

En caso de lesiones en el hombre, hay que controlar al gato de la casa (lámpara de Wood o muestras de pelos).

MODO DE TRANSMISIÓN:
POR CONTACTO

La transmisión al niño tiene lugar a partir de otros niños (dermatofitos antropófilos) o de animales (perro y gato: dermatofitos zoófilos). Es posible la contaminación por el suelo (dermatofitos geófilos). Al ser estas micosis superficiales muy contagiosas, conocer el dermatofito en cuestión y, en consecuencia, el modo de contaminación es necesario para luchar contra la propagación de la enfermedad. En efecto, una tiña antropófila implica medidas de evicción y una detección en la familia y en la escuela más rigurosos que en una tiña zoófila. Esto es, determinar la importancia de la muestra micrológica de la muestra micológica.

La transmisión al niño se observa con mayor frecuencia con ocasión de la tiña de un animal joven que con la de un adulto. Se efectúa por contacto directo, pero también indirectamente a partir de un entorno ya contaminado, dado que el carácter contagioso de los pelos puede permanecer varios meses.

Algunas categorías profesionales están más expuestas a las dermatofitosis: veterinarios, palafreneros, vaqueros y todas las personas que vienen en contacto estrecho con los animales. Los perros son más susceptibles de contraer la enfermedad, dadas sus relaciones afectivas con los animales domésticos.

SÍNTOMAS EN EL ANIMAL:
ERUPCIONES REDONDAS Y CALVAS

Hay una tasa importante de portadores sanos, particularmente entre los gatos de raza persa, así como en los cobayas (el *T. mentagrophytes*, en el 30 % de los cobayas). Los síntomas más frecuentemente observados son erupciones, de bordes netos, redondas, raramente pruriginosas (comezones) y a veces supurantes, con o sin costra. El diagnóstico se efectúa mediante el cultivo de pelos, examen con lámpara de Wood (para el *Microsporum*) o por biopsia cutánea.

SÍNTOMAS EN EL HOMBRE: ERUPCIONES REDONDAS

Las lesiones pueden presentarse tradicionalmente en forma de calvas redondas levemente pruriginosas, con eritema y eventualmente vesículas. A veces, las lesiones son rojas endurecidas edematosas, en forma de queriones. Las localizaciones más frecuentes son: rostro, las extremidades de los miembros o el cuero cabelludo. El *M. canis* provoca habitualmente múltiples placas; el *T. mentagrophytes* y el *T. verrucosum* engendran placas eritematosas y supurantes con pequeñas pústulas que pueden confundirse con una infección por *Staphylococcus*. Se conocen tres tipos de tiña del cuero cabelludo, pero al principio todas las tiñas se presentan con el mismo aspecto: pequeñas placas escamosas, a veces ligeramente eritematosas. El examen con la lámpara de Wood y el laboratorio son los medios de diagnóstico precoz. A las 3 semanas el aspecto ya es característico y hay afección del cabello.

Las tiñas capitis en grandes o pequeñas placas

Afectan raramente al niño menor de 3 años, pero son frecuentes entre los 3 y los 10. La lesión consiste en una placa escamosa en la que los pelos con parásitos son cortos —se han roto— y todos de la misma longitud. El contorno de cada placa está bien limitado. Progresivamente las tiñas capitis se extienden en ausencia de tratamiento, pero siempre se curan sin alopecia cicatrizante. Se distingue entre: tiñas capitis de grandes placas y de placas pequeñas.

Las de grandes placas se deben a las microsporas. El gato y el perro son los vectores. Las placas son poco numerosas y miden de 2 a 4 cm de diámetro. A su nivel los cabellos están rotos a 3 o 4 mm y recubiertos de escamas pulverulentas grisáceas. Con la lámpara de Wood, los pelos con parásito se ven verdes y fluorescentes.

Las tiñas capitis de placas pequeñas son causadas por tricofitos, tienen un diámetro del orden de 1 cm y la longitud de los cabellos rotos es corta (1 a 2 mm), despuntando entre las escamas. En el seno de la placa no todos los cabellos están rotos. Los límites de las placas no son muy nítidos. El cabello con parásitos no aparece fluorescente bajo la lámpara de Wood.

Las tiñas supurantes

Se desarrolla una placa eritematoescamosa que abarca varios centímetros de diámetro. Hacia el decimoquinto día, esta placa sobresale en bloque y adquiere un aspecto inflamatorio y pustuloso.

Los cabellos afectados pueden ser extraídos por simple tracción y no se ven fluorescentes con la lámpara de Wood. El querion se cura solo en algunas semanas sin que persista una cicatriz importante.

TRATAMIENTO

El tratamiento, local y general, debe mantenerse entre 4 y 6 semanas. Hay que cortar el cabello para que el tratamiento sea eficaz, pero sin llegar a rapar para evitar pequeñas heridas que facilitarían la penetración de los dermatofitos en el organismo.

El tratamiento general se basa en la griseofulvina, que debe tomarse durante comidas ricas en grasas para favorecer su absorción.

La duración del tratamiento es de 4 a 6 semanas.

El tratamiento local asociado requiere derivados imidazolados en pomada o en crema, que son fungicidas, después de un lavado con champú antiséptico. El tratamiento se aplica 2 veces al día y el lavado citado debe ser cotidiano.

Algunas normas determinan que los niños afectados no deben acudir a la escuela hasta la obtención de una muestra micológica negativa. Estas normas, que podían ser discutibles hace algunos años, porque el agente implicado con mayor frecuencia era el *Microsporum canis* (poco o nada contagioso de un niño a otro), actualmente deben ser aplicadas sistemáticamente.

En caso de parasitismo microspórico (fluorescencia positiva de lámpara de Wood), el niño debe permanecer en casa, pero puede regresar a la escuela a los 8 días, si el laboratorio ha aislado el *Microsporum canis.*

En caso de parasitismo antropófilo, el niño no puede acudir a la escuela hasta su curación, en general después de 3 o 4 semanas de tratamiento.

Debe llevarse a cabo una encuesta epidemiológica a fin de identificar el agente contaminante (gato, etc.). El animal debe ser confiado al veterinario. La encuesta familiar es indispensable en las tiñas antropófilas.

La declaración a los servicios de sanidad es obligatoria.

Prevención

Los enfermos y los animales en contacto con ellos deben ser aislados y tratados hasta que los cultivos pasen a ser negativos. La griseofulvina se recomienda a título profiláctico en los sujetos de riesgo (infectados o no) durante un período de 10 a 14 días.

A los efectos de prevenir una contaminación a causa del *M. persicolor* o del *T. mentagrophytes*, es preferible evitar los contactos con roedores.

Pulicosis

DEFINICIÓN: ZOONOSIS PARASITARIA

La pulicosis de los carnívoros es causada por el *Ctenocephalides canis*, pulga del perro y el *Ctenocephalides felis*, pulga del gato y del perro.

AGENTE PATÓGENO: LA PULGA

Las pulgas de los animales domésticos carnívoros son insectos que pertenecen al género *Ctenocephalides.* Se encuentran implicadas principalmente dos especies: *C. felis* y *C. canis.* La primera afecta al gato y muy frecuentemente al perro. La segunda, más rara, ha sido más observada en el zorro que en el perro.

El adulto, hematófago, tiene una duración de vida de un año sobre su huésped. Los huevos acaban por alcanzar el suelo: grietas en el suelo, tapices y moquetas. Tras una incubación, de 2 a 12 días, las larvas emergen. Se nutren de deyecciones de los adultos, de restos alimentarios y fecales. Dos mudas se suceden en un periodo de 9 a 200 días. El tercer estado larvario corresponde a una larva blanca y opaca que teje un capullo gris blanquecino donde se metamorfosea durante un periodo que oscila entre 7 días y 1 año. El adulto, que sale del capullo, sale en busca de un huésped para nutrirse.

En el huésped, los antígenos presentes en la saliva de las pulgas son responsables de reacciones de hipersensibilidad.

ANIMALES QUE LA TRANSMITEN: TODOS

Atención al erizo, importante huésped de pulgas. Mejor evitar la curiosidad.

MODO DE TRANSMISIÓN: POR CONTACTO O PICADURA

Las pulgas adultas son parásitos y su comida consiste en la sangre del huésped, tras la cual lo abandonan para la puesta en el medio exterior. Los huevos, las larvas y las ninfas son diseminadas en las camas, los suelos y los tejidos; la resistencia en el medio exterior es de varios meses. En buenas condiciones de temperatura y de humedad, el ciclo dura 1 mes. Las pulgas pueden infestar al hombre fácilmente, si la presión parasitaria es importante o si sus huéspedes habituales escasean. La afección humana se produce sobre todo por contacto directo con los animales infestados (las pulgas son insectos saltadores), si bien es posible la contaminación en el medio exterior.

SÍNTOMAS EN EL ANIMAL: DERMATITIS ALÉRGICA

El animal se rasca con frenesí, en general en un punto preciso de la espalda. En algunas horas, puede presentar una placa de eccema sin pelo y supurante.

Esta es debida a la saliva que la pulga «inyecta» en la sangre cuando toma el alimento, que genera un fenómeno de alergia. Una sola pulga es suficiente para desencadenar una DAPP (dermatitis alérgica por picadura de pulga).

SÍNTOMAS EN EL HOMBRE: PRURITO

La intensidad de las reacciones varía según los sujetos. El parásito provoca lesiones papulosas o papulovesiculares pruriginosas. En el adulto, se localizan más bien en las extremidades del cuerpo; en el niño, puede observarse una urticaria generalizada. Las lesiones se localizan principalmente en los miembros, a veces en el tronco o la cara. Se trata de pequeñas pápulas rojizas que sobresalen, muy pruriginosas, que se desinflaman al cabo de 24-48 horas. Es la saliva de la pulga la que produce el prurito.

Tratamiento

En el animal, la placa de prurito debe ser tratada (antiséptico) y a veces es necesaria la administración de antihistamínicos en paralelo a la lucha contra las pulgas.

Esta requiere productos con características adaptadas:

— a la especie: algunos productos son utilizables en los gatos y perros, otros son específicos de una especie;

— la edad: es muy importante saber la edad del animal; por debajo de 6 meses, los cachorros de gato y de perro no toleran ciertos productos, ni en su presentación ni en su composición;

— el efecto IGR de los pulguicidas: es un regulador de crecimiento *(Insect Growth Regulator)*. Su finalidad es atajar la reproducción de las pulgas. Las pulgas que ingieren el IGR no ponen más huevos. Si la puesta se efectúa, el producto ingerido hace que no prosperen.

La elección de la presentación del producto se realiza en función de numerosos criterios: edad, pelos, comportamiento del animal. La duración de su acción varía de 2 a 6 meses, y se sabe que es preferible renovar el tratamiento un mes antes de la fecha prevista. Los animales que deambulan se recontaminan fácilmente.

Los productos pueden tener una acción curativa o preventiva, o ambas a la vez.

Prevención

Pasa por el tratamiento de todos los animales de un hogar, tanto si presentan síntomas como si no, así como por el tratamiento del medio ambiente debido a que el huésped principal de la pulicosis está en el medio exterior (moqueta, revestimientos de madera, ropa de cama, donde la pulga se presenta en todos sus estadios: adulto, huevo, larva, capullo).

Cheiletielosis

DEFINICIÓN: ZOONOSIS PARASITARIA

Esta parasitosis es debida a los ácaros que pertenecen a la familia de los cheilétidos, a saber, la *Cheyletiella yasguri*, que afecta al perro, y la *Cheyletiella blakei*, que afecta al gato.

AGENTE PATÓGENO: ÁCARO

Las hembras ponen huevos que se fijan en los pelos; estos huevos dan lugar a larvas que, después de dos estados ninfarios, se transforman en adultos.

Las hembras adultas y los huevos pueden sobrevivir durante 10 días fuera del organismo del huésped, mientras que en los estadios anteriores este periodo se reduce a 2 días.

LO MÁS CIENTÍFICO

Estos parásitos blanquecinos (de 300 a 500 µm a 330 µm), que se desplazan con rapidez por la superficie de la piel, se nutren sobre todo de restos cutáneos. En cualquier caso, son capaces de ocasionar lesiones y de introducirse en los desechos epidérmicos, incluso en la capa córnea de la epidermis, formando oquedades o pseudotúneles. El ciclo (18 a 20 días) se desarrolla enteramente en el huésped. Los huevos son elipsoides, no operculados, de cáscara delgada, miden 230 µm x 120 µm y se adhieren por su extremidad a la base del pelo.
La supervivencia del parásito en el medio exterior es corta: de 7 a 10 días, las hembras, y 2 días los machos y las ninfas.

ANIMALES QUE LA TRANSMITEN: LOS GATOS Y LOS PERROS

Son los principales animales transmisores, en la relación con sus propios amos.

MODO DE TRANSMISIÓN: POR CONTACTO

El hombre se infesta por contacto reiterado con animales afectados; también es posible la contaminación indirecta, ya que el parásito sobrevive varios días en el medio exterior (caso frecuente cuando los gatos duermen en la cama de sus amos).

Jamás se encuentran parásitos en el hombre, porque en él no se reproducen y desaparecen muy rápidamente. Esta zoonosis es, pues, dermatitis de contacto. Todas las razas de perros son sensibles, si bien algunos son más receptivos: caniches, perros falderos, cockers y yorkshires terrier.

SÍNTOMAS EN EL ANIMAL: PRURITO

La cheiletielosis se manifiesta en forma de dermatosis pruriginosa. El grado de prurito es muy variable. Las escamas son de gran tamaño, están presentes sobre todo en la línea dorsal y la cabeza y, en ocasiones, se aglomeran en la base de los pelos donde forman una capa grasienta. Puede observarse alopecia, en la mayor parte de los casos difusa y moderada, que destaca sobre todo en la espalda y los flancos, a veces prácticamente total. Las lesiones pueden evolucionar en placas calvas y costrosas, de bordes irregulares.

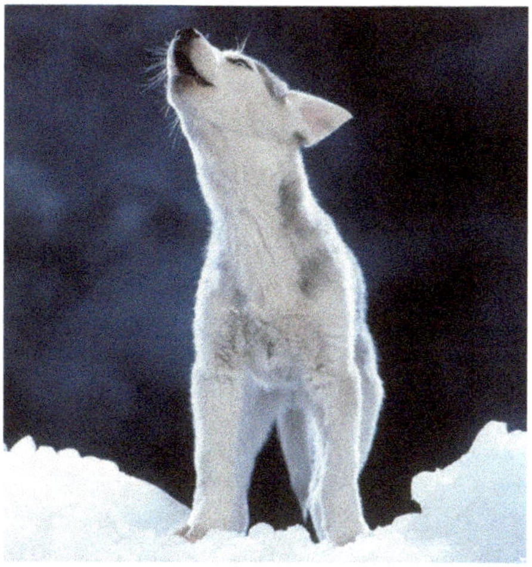

Husky siberiano

Síntomas en el hombre: dermatitis

Las lesiones pueden observarse en todas las partes del cuerpo, pero particularmente en el tronco y las extremidades; son bastante raras en el rostro. La enfermedad se traduce en lesiones inicialmente eritematosas, en forma de pequeñas manchas que se transforman en pápulas, después en pústulas (el eritema desaparece en general después de algunas horas) cuya ruptura forma una costra que el enfermo expulsa a causa del prurito, y que a veces puede durar un año antes de la fijación del diagnóstico, si la presencia de un animal con parásitos en el entorno del enfermo no ha sido tenida en cuenta.

Tratamiento

Tanto el entorno como el contaminador deben ser tratados. La desparasitización de la ropa de la casa (de vestir y de cama) es obligatoria. Pueden utilizarse distintos productos: benzoato de bencilo, una solución de DDT (diclorodifeniltricloroetano) al 5 %, crotamitón y lindane. El tratamiento se realizará al final de la tarde para que el producto actúe durante la noche evitando lavarse (incluso las manos). Todos los miembros de la familia deben recibir el tratamiento el mismo día y a la misma hora, primero las personas afectadas, después los miembros del entorno inmediato. Debe pulverizarse todo el cuerpo con excepción de la cara y el cuero cabelludo, alejando el envase unos 20 o 30 cm. Pulverizar de arriba abajo el tronco, los miembros, de modo que se recubra toda la superficie corporal incluyendo los genitales, sin dejar ningún espacio (las regiones correctamente impregnadas quedan lustrosas de inmediato). Pulverizar abundantemente los espacios entre los dedos, los pliegues y las regiones más afectadas. Dejar el producto en contacto con la piel durante 12 horas. Transcurrido este tiempo, enjabonarse y aclarar abundantemente. En general, basta con un solo tratamiento. El prurito puede persistir durante unos 10 días tras una sedación inicial momentánea, pero ello no debe conducir a nuevas aplicaciones ya que podrían provocar eccematizaciones duraderas. Si los síntomas persisten, es aconsejable una segunda pulverización. En caso de sarna irritada o eccematosa, los síntomas pueden ser atenuados mediante la aplicación de un corticoide local, 24 horas después de una pulverización de esdepaletrina-piperonilbutoxida. Los ácaros responsables de la pseudosarna (cheiletielosis) en el animal pueden provocar alergia en los niños.

Prevención

Se basa en la higiene.

Sarna

DEFINICIÓN:
ZOONOSIS PARASITARIA

Es debida a parásitos externos de la familia de los ácaros que viven en la epidermis profunda o en suspensión.

AGENTE PATÓGENO: ÁCAROS

Sarcoptes scabiei, S. cuniculi, Psoroptes uniculi, Notoedres cati, N. cuniculi, N. marie, Trixacarus diversus.

Los sarcoptes son sensibles a la desecación. Los adultos sobreviven de 24 a 36 horas a 21 °C con una humedad relativa del 40 al 80 %, y 18 días a 10 °C con el 97 % de humedad relativa. Los huevos resisten de 4 a 6 días en medio seco, y de 2 a 4 semanas cuando la humedad es elevada.

Los huevos puestos por las hembras dan lugar a larvas después de un período de incubación de entre 3 y 8 días, y se transforman en ninfas entre 4 y 6 días más tarde; luego salen a la superficie. El ciclo completo dura de 10 a 14 días.

ANIMALES QUE LA TRANSMITEN:
TODOS

Todos los animales pueden estar afectados (conejo, rata, hámster, cobaya, ratón, perro, gato, animales de explotaciones ganaderas...), pero el hombre es el más frecuentemente infestado por la sarna del perro.

MODO DE TRANSMISIÓN:
POR CONTACTO

Los parásitos son transmitidos la mayor parte de las veces a través de un contacto muy estrecho con los animales. La supervivencia de los parásitos puede ser de varios días en la ropa de vestir, de cama, y sobre los arneses y mantas de los caballos.

SÍNTOMAS EN EL ANIMAL:
COSTRAS

El animal se rasca y presenta costras bajo las axilas.

SÍNTOMAS EN EL HOMBRE:
PÁPULAS

Los parásitos no se reproducen en el hombre, de modo que la afección no es más que una pseudosarna. Los ácaros en general no excavan un túnel en la piel. La infestación es superficial y solo desencadena síntomas leves.

Los parásitos se encuentran en la piel donde pueden permanecer hasta 15 o 20 días.

Las regiones cubiertas por la ropa pueden estar tan afectadas como las que están al descubierto, ya que el parásito seguramente puede migrar en superficie. Las lesiones se produ-

Parásito de la sarna sarcóptica al microscopio © Dr. T. Hazan

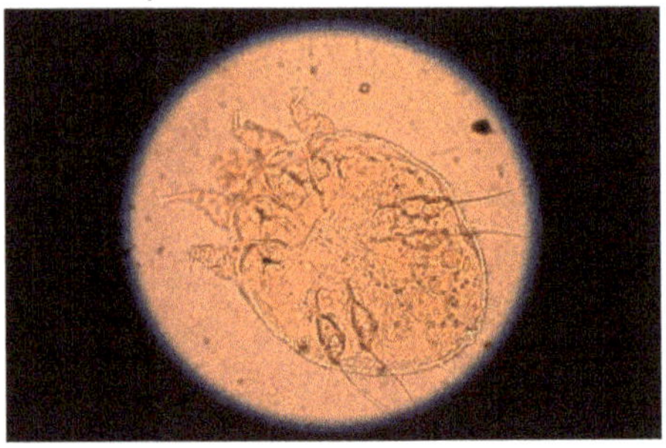

cen la mayor parte de las veces en las manos, los antebrazos, el tórax y los muslos, o incluso en la cara. Las lesiones van desde una erupción papulosa, que es la forma más corriente, hasta vesículas con exfoliaciones, a raíz de un importante fenómeno de sensibilización alérgica. El prurito es más o menos intenso según el nivel de infestación. El parasitismo causado por el *Notoedres cati* acarrea lesiones equivalentes a las del *Sarcoptes*. En cuanto al agente de la sarna del conducto auditivo externo, el *Otodectes cynotis*, provoca una otitis externa ceruminosa como en el gato.

Como los parásitos no se reproducen en absoluto en el hombre, la enfermedad dura de 2 a 3 semanas y se cura espontáneamente, salvo en los casos de nuevas infestaciones cuando la fuente animal no ha sido extinguida.

TRATAMIENTO Y PREVENCIÓN

Se atenderá a los animales afectos alejándolos temporalmente.

La prevención en el hombre pasa por el tratamiento de los animales con parásitos por medio de acaricidas. En ocasiones resulta muy complicado hacer entender a los propietarios de animales, sobre todo de compañía, que los parásitos que causan su prurito proceden de sus propios animales, al interpretarse frecuentemente que la sarna es una enfermedad vergonzosa. Igualmente debe respetarse una higiene rigurosa.

Sarna © Dr. E. Bensignor

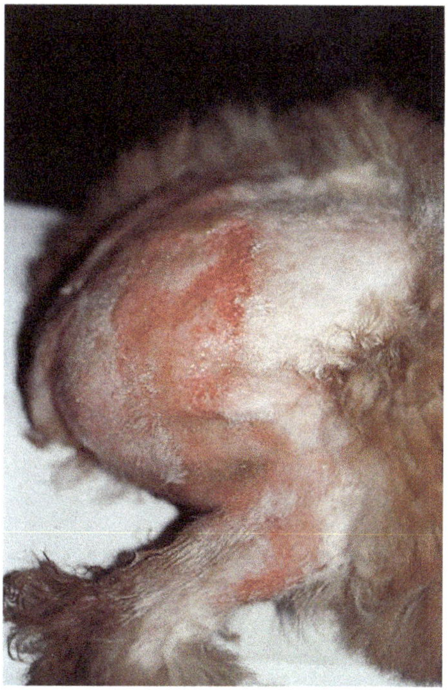

Erisipeloide

DEFINICIÓN: ZOONOSIS BACTERIANA

Entre otras denominaciones, se conoce también como enfermedad de Rosenbach, eritema migrador y erisipelotricosis.

Se trata de una enfermedad profesional de declaración obligatoria, que puede ser mortal en el hombre si no recibe tratamiento.

La profilaxis de esta zoonosis resulta delicada ya que los portadores de esta bacteria muy frecuentemente no dan ninguna muestra de ello (cerdo, rumiantes, aves...).

La distribución geográfica es mundial, con incidencia más elevada en determinadas regiones: se han descrito regularmente casos de erisipeloide en pavos, en Norteamérica; cerdos, en Europa y Norteamérica; y corderos en Australia.

AGENTE PATÓGENO: *ERYSIPELOTHRIX RHUSIOPATHIAE*

LO MÁS CIENTÍFICO

El agente responsable de esta afección, el Erysipelothrix rhusiopathiae, es un bacilo fino de 0,2 a 0,4 μm del ancho por 0,8 a 2,5 μm de largo, rectilíneo asporógeno grampositivo, no móvil, anaerobio facultativo. En ocasiones forma largos filamentos.

Todas las cepas tienen en común uno o más antígenos termolábiles. Un antígeno específico permite catalogar el bacilo.

Hay 24 serotipos distintos, así como cepas que no poseen ningún tipo antigénico específico. Los serotipos que suelen encontrarse más son los 1, 2 y 5 en la volatería; y 1 y 2, en el cerdo.

El cultivo de este bacilo es relativamente fácil y puede ser efectuado igualmente en medio selectivo, enriquecido o incluso en medios ordinarios.

El poder patógeno es variable según las cepas y la especie afectada. El poder inmunógeno es bueno.

ANIMALES QUE LA TRANSMITEN: CERDOS, OVINOS...

Los suidos, especies sensibles al bacilo, y el suelo constituyen los principales huéspedes. También tienen esta consideración los rumiantes (ovinos y, más particularmente, los corderos), las aves (los pavos son los más sensibles), los roedores (presentes en los mataderos), los peces, los moluscos, los crustáceos y otros animales acuáticos (delfines, cocodrilos...).

MODO DE TRANSMISIÓN: POR MANIPULACIÓN

Las fuentes del agente se corresponden con las especies sensibles y los huéspedes; es decir, los suidos, las aves, los peces, los crustáceos y los moluscos. Se trata sobre todo de la sangre, los productos de origen animal, los órganos procedentes de aves portadoras o enfermas, las heces, los orines...

Las aves contraen la enfermedad principalmente:

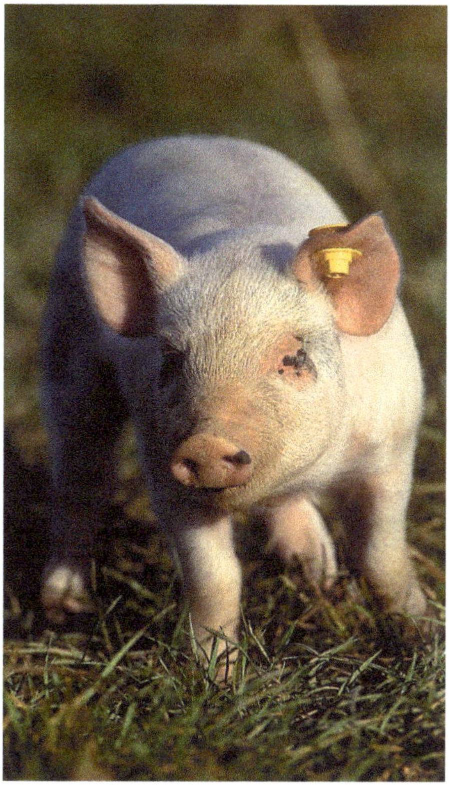

Los suidos son sensibles al bacilo Erysipelothrix

— por vía cutánea como consecuencia de escaramuzas entre machos o al contaminarse una herida con objetos impregnados o materias virulentas,

— por vía digestiva (carcasas infectadas).

El erisipeloide aparece sobre todo a continuación de situaciones de estrés (superpoblación, transporte, vacunación, cambios climáticos...).

El hombre se contamina esencialmente manipulando animales, productos de origen animal, como las carcasas de volatería, u objetos contaminados. La infección penetra sobre todo a través de heridas o abrasiones cutáneas.

SÍNTOMAS EN EL ANIMAL

Con frecuencia la infección es no aparente o latente. El erisipeloide aparece de modo virulento en los pavos, en los que emerge al desplazarse. Los pollos, menos sensibles, presentan artritis, astenia, diarrea y disminución de la puesta.

SÍNTOMAS EN EL HOMBRE: LESIONES CUTÁNEAS

La infección, básicamente cutánea, se localiza sobre todo a nivel de las manos y de los dedos, tras una incubación media de 7 a 8 horas y puede prolongarse durante 7 días.

El enrojecimiento y el edema en los contornos de la herida se acentúan y la piel toma rápidamente una coloración violácea. Aparece hinchazón y dolor en las articulaciones de los dedos. Es posible la curación espontánea al cabo de un periodo de entre 2 y 4 semanas, por desecación y descamación de las zonas cutáneas afectas.

Más raramente puede observarse, una semana después del inicio de la enfermedad, una extensión hacia la muñeca y el antebrazo con:

— alteración del estado general (astenia, fiebre, cefaleas),

— hipertrofia de los nódulos linfáticos locorregionales,

— artritis de la muñeca, a la que puede seguir una endocarditis, con ocasión de una bacteriemia.

Sin tratamiento, es posible que sobrevenga la muerte.

TRATAMIENTO

Esencialmente es clínico. El agente infeccioso puede ser aislado a partir de muestras extraídas a nivel de la

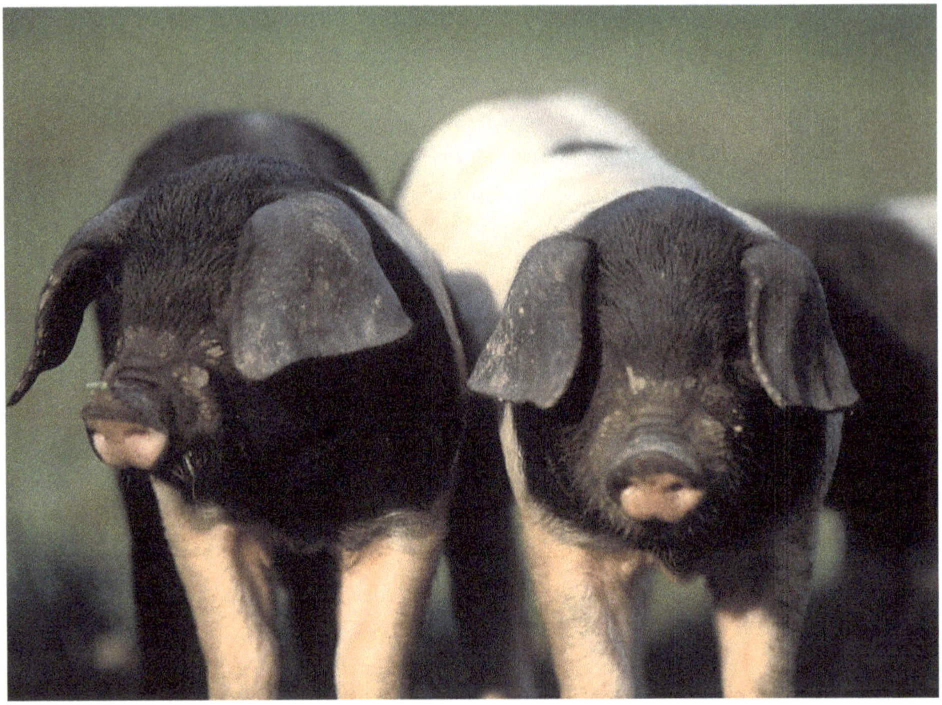

El erisipeloide se declara sobre todo a continuación de una situación de estrés

herida (aspiración de serosidades) de hemocultivo.

PREVENCIÓN

Medidas sanitarias: aislamiento, desinfección.

Medidas médicas: en zona de enzootia, se recomienda la vacunación de la volatería a las 8-12 semanas de edad con una vacuna inactivada. El recordatorio se hará antes del inicio de la puesta, hacia los 4-5 meses.

La prevención en el hombre exige el uso de guantes en la manipulación de las aves (o de otros animales) vivas o muertas; hay que respetar las reglas de higiene, desinfectar las heridas (lejía diluida al 1/10 durante 10 minutos), controlar las llagas.

Pasteurelosis

DEFINICIÓN

En el hombre la pasteurelosis se debe normalmente a la *Pasteurella multocida*. Esta a menudo se «inocula» por medio de una mordedura, por lo general de gato. Una llaga supurante es el síntoma principal.

AGENTE PATÓGENO: BACTERIA

La *Pasteurella multocida* se encuentra en todas las regiones del mundo.

La transmisión en el niño la mayor parte de las veces está producida por mordeduras de gato, perro, rata o conejo; en otras, a simples arañazos o lamidos.

ANIMALES QUE LA TRANSMITEN: TODOS

Todas las especies son susceptibles de infectarse. Los adultos con mayor facilidad que los jóvenes (sobre todo a partir de las 4 o 5 semanas).

La *Pasteurella multocida* ha sido identificada en 40 especies de mamíferos entre las que cabe citar al hombre, los ovinos, los caprinos, los suidos, los roedores (ratones) y los lagomorfos.

El huésped es un animal y la bacteria sobrevive poco tiempo en el medio exterior. Los principales son: las aves, los roedores (sobre todo la rata), así como los cerdos.

El hombre podría desempeñar también el papel de huésped.

La enfermedad se transmite por contacto directo (escaramuzas) o de manera indirecta (agua de boca contaminada, aerosoles); no se transmite *in ovo*.

MODO DE TRANSMISIÓN: AÉREA Y CUTÁNEA

Constituyen las fuentes de la enfermedad los animales enfermos o portadores de la bacteria, así como las carcasas de los animales afectados de pasteurelosis, una vez muertos.

Las principales materias virulentas son los aerosoles, las secreciones respiratorias y la sangre.

El germen penetra por vía cutánea o respiratoria.

La contaminación es directa por efracción cutánea —mordisco o mordedura, arañazo, picotazo por parte de los gatos, los roedores y más raramente las aves— o respiratoria. La contaminación directa por vía respiratoria es posible, pero relativamente rara.

Finalmente, la contaminación indirecta guarda relación con heridas con objetos impregnados de materias virulentas (espinas, instrumental de autopsia...).

SÍNTOMAS EN EL ANIMAL

Se distinguen tres formas:

- Una forma sobreaguda: los animales son hallados muertos, sin que existan verdaderamente unos signos clínicos.
- Una forma aguda: tarda en evolucionar entre 1 y 5 días. En las aves, el animal está abatido, febril, con las plumas despeluzadas. A estos signos puede asociarse diarrea (de entrada, acuosa y luego verduzca), polipnea. En las gallinas ponedoras, la pasteurelosis puede acarrear una puesta intraabdominal que conduce a la muerte de la gallina por la hemorragia y la peritonitis que se derivan.

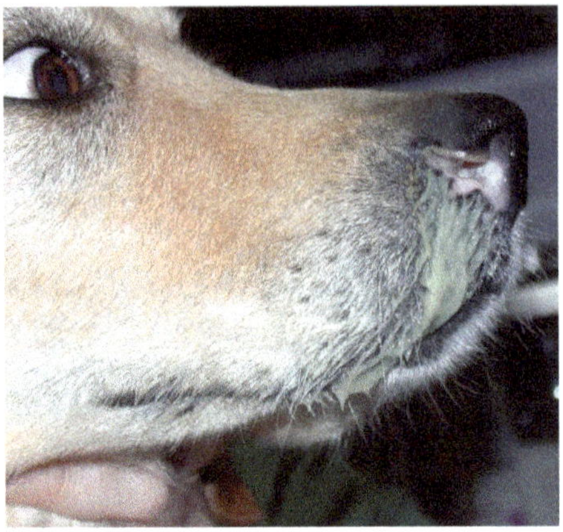

Rinitis © Dr. T. Hazan

• Una forma crónica: aparece de golpe o a continuación de la forma aguda. El proceso infeccioso se localiza en las articulaciones. Se traduce en la formación de abscesos que pueden relacionarse con escaramuzas. Los problemas respiratorios son los más constantes: las vías superiores son las más afectadas.

SÍNTOMAS EN EL HOMBRE:
LLAGA CUTÁNEA

La mordedura y eventualmente el arañazo (el gato contamina sus garras al lamerse) son las principales puertas de entrada de la infección. La forma local aguda de la pasteurelosis es la más frecuente tras la mordedura o arañazo de gato. Aunque la herida sea mínima el dolor es muy intenso. El edema local es precoz y muy extendido. Estos dos signos ponen de manifiesto la pasteurelosis. También puede presentarse fiebre, fatiga y un malestar general. Ciertas formas menos agudas se traducen en una llaga inflamatoria sin más con linfangitis y ganglios detrás del codo o en hueco axilar. Algunas semanas más tarde aparecen las complicaciones secundarias: tenosinovitis, artritis inflamatorias, síndrome algodistrófico (edema, problemas vasomotores, hormigueos, rigidez dolorosa). El diagnóstico puede ser confirmado mediante el aislamiento del germen en la serosidad de la llaga. En un estadio más tardío, el diagnóstico puede hacerse por intradermorreacción al antígeno pasteureliano.

Hay dos tipos principales de pasteurelosis:

• Pasteurelosis por incubación: lo más frecuente es que aparezcan a consecuencia de mordeduras o arañazos de carnívoros o de roedores.

Se distinguen dos formas:

— una forma aguda: se desarrolla preferentemente en los miembros superiores. Tras un periodo de 24 horas, la herida se vuelve edematosa y causa fuertes dolores al paciente. La fiebre es inconstante. La pasteurelosis puede entonces complicarse localmente con artritis agudas supurativas, osteítis, o de manera general, por meningitis y septicemias (excepcionales tras mordedura aunque pueden darse en personas de edad o previamente enfermas, o por la herida de una picadura o en ausencia de cuidados de la herida),

— una forma subaguda: se caracteriza por manifestaciones articulares. Las articulaciones sufren hinchazón, causan dolor y con frecuencia el miembro resulta inoperante.

• Pasteurelosis respiratorias: se manifiestan en individuos inmunodeprimidos afectos de enfermedad intercurrente (por ejemplo, cáncer) y necesitan un contacto estrecho con el animal. Aparecen sinusitis, rinitis, anginas, así como neumopatía y pleuresía; en el 33 % de los casos muere el paciente.

Infecciones locales: aparece rápidamente un eritema, un edema, un dolor muy vivo y supuración. Puede añadirse a ello adenopatía o linfalgia a los 2 o 3 días, así como un estado febril y artralgias.

Pueden surgir complicaciones como artritis purulentas, tenosinovitis u osteomielitis.

TRATAMIENTO

El tratamiento de la pasteurelosis se basa en la antibioterapia, que debe iniciarse con la máxima precocidad después de la mordedura (antes de 48 horas). Los antibióticos de elección son las tetraciclinas, prescritas durante 7 días.

En el estadio de complicaciones articulares, la antibioterapia parece ineficaz. Se intenta con frecuencia la desensibilización al antígeno pasteureliano: 3 o 4 inyecciones intradérmicas a razón de 1 por semana.

En las formas de pasteurelosis por inoculación hay que añadir a los cuidados locales un tratamiento antibiótico preventivo (en función de la llaga y de la importancia de la inflamación). En principio, se utiliza amoxicilina durante 5 días. También debe evaluarse el riesgo de rabia y controlar la inmunidad antitetánica. Si la utilización de betalactaminas es imposible (alergia), se recurrirá a la doxiciclina en los adultos y a la azitromicina en los niños.

En la forma subaguda, los antibióticos son ineficaces; en tal caso el tratamiento es sintomático. En las formas sistémicas de pasteurelosis, se utilizará, tras la realización de un antibiograma, cefalosporinas de tercera generación o fluoroquinolonas.

PREVENCIÓN

Se fundamenta en la eliminación de los huéspedes de la *Pasteurella* (aves enfermas o convalecientes, ratas, cerdos enfermos y portadores), en la separación de los animales por especies y por edades en las explotaciones ganaderas o similares, en la prevención de la contaminación del agua y los alimentos, en una desinfección esmerada y un vaciado sanitario después de un episodio de pasteurelosis.

La profilaxis médica es ineficaz en la mayor parte de las especies (bovinos, cerdos), pero se advierte interesante en las aves.

En el hombre, cualquier herida que se trate precozmente, provocada por un animal, debe ser limpiada y sometida a una terapia de prevención. Asimismo debe evaluarse el riesgo de rabia y tétanos.

Enfermedad por arañazo de gato

DEFINICIÓN:
ZOONOSIS BACTERIANA

La enfermedad por arañazo de gato (o linforreticulosis benigna de inoculación) fue descrita en 1950. Esta afección es debida a la bacteria *Bartonella henselae*. Del 10 al 15 % de los gatos son portadores asintomáticos; el perfil típico es el de un gato joven que ha tenido acceso al exterior y es portador de pulgas.

Esta enfermedad es debida a la bacteria que se transmite al hombre, después de un arañazo o una mordedura de gato.

El gato joven es el huésped. Portador sano no es más que un agente de inoculación. No está enfermo. No hay ningún test que pueda detectar su calidad de portador; la inoculación puede tener lugar igualmente por mediación de zarzas, rosales o cualquier otro agente capaz de lesionar la piel (picadura de insectos, espinas de pescado, mordeduras de perro o de simio, etc.). El 95 % de los enfermos ha tenido contacto con un gato (75 % de ellos con un gato joven) y el 5 %, con un perro. Los hombres resultan afectados más a menudo que las mujeres y el 80 % de los enfermos tienen menos de 25 años.

AGENTE PATÓGENO:
BARTONELLA HENSELAE

Ciclo evolutivo de la *B. henselae*:
1. Gato asintomático (de varios meses a 1 año, con una posible recurrencia).
2. Transmisión de la enfermedad por pulgas con ocasión de su ingesta de sangre.
3. Bacterias eliminadas en las deyecciones de pulgas en el pelo.
4. Contaminación de las garras del gato por lameduras (cuando el gato se asea).

ANIMALES QUE LA TRANSMITEN:
LOS GATOS

El gato doméstico —*Felis catus*— es el principal huésped.

MODO DE TRANSMISIÓN:
POR ARAÑAZO

La transmisión directa de un gato a otro no se ha descrito. El germen, ante todo, se transmite indirectamente por picadura de pulga. Las garrapatas desempeñarían el mismo papel.

El germen ha sido aislado especialmente en la sangre del gato; más raramente, en su saliva. Es eliminado a través de las deyecciones de la pulga y continúa siendo virulento.

Las bacterias penetran por vía transdérmica, con el arañazo.

SÍNTOMAS EN EL ANIMAL: NINGUNO

No se ha descrito signo clínico alguno en el animal en las condiciones naturales.

SÍNTOMAS EN EL HOMBRE:
LESIÓN CUTÁNEA

La enfermedad por arañazo de gato afecta a los niños y a los adultos jóvenes.

La bacteria sería capaz de persistir en el organismo varios años antes de la aparición de la enfermedad.

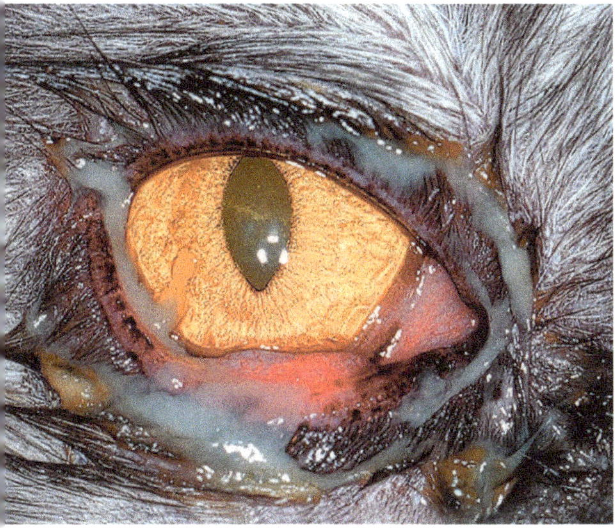

Conjuntivitis © L. Bouhanna

Entre los 3 y 10 días siguientes al contacto, aparece un chancro de inoculación (pápula o pústula roja de 2 a 10 mm de diámetro, poco o nada sensible, pero pruriginosa), seguido de una ligera fiebre con malestar general, fatiga, dolor de cabeza y, sobre todo, aparición de un ganglio relacionado con la zona del chancro.

La curación es casi constante, sea espontáneamente a las varias semanas, o tras fistulización. El ganglio se ablanda, se vuelve fluctuante y hace una fístula en la piel al cabo de unas 3 semanas. El cierre espontáneo de la fístula requiere varias semanas, meses o años, según la aptitud inmunitaria.

Las complicaciones son raras:

— la más frecuente es una adenopatía preauricular asociada a una conjuntivitis: el síndrome oculoglandular o síndrome de Parinaud,

— la más grave, cuya frecuencia es del 2 %, consiste en una afección del sistema nervioso central con encefalitis mortal en el 10 %,

— otros órganos como los pulmones y los huesos pueden verse afectados; a veces, se observan eritemas nudosos,

— las formas crónicas se manifiestan mediante adenopatías, con frecuencia múltiples, que persisten varios meses o incluso años, evolucionando recurrentemente, acompañadas de una fiebre prolongada, de una alteración del estado general y de mialgias.

En los sujetos inmunodeprimidos, la enfermedad reviste formas particulares como la peliosis hepática, angiomatosis bacilar y una forma septicémica con fiebre prolongada y alteración del estado general.

TRATAMIENTO

En el hombre

En la mayor parte de los casos, no es necesaria terapia alguna. Podrán utilizarse analgésicos y se puncionará el nódulo linfático, si existe supuración.

Sólo se practicará la antibioterapia en las formas piréticas, en ocasión de una adenopatía voluminosa que no remita espontáneamente, así como en los casos de sujetos inmunodeprimidos.

Las moléculas de elección son la eritromicina, la rifampicina o la doxiciclina, administradas a lo largo de 2 o 3 meses.

Desgraciadamente, las recaídas son posibles.

La azitromicina parece dar buenos resultados.

Una antibioterapia durante 2 o 3 semanas no siempre elimina la bacteriemia, pero la reduce.

La doxiciclina, la eritromicina y la enrofloxacina ya no se utilizan.

En el gato
Antibioterapia: doxiciclina durante 3 semanas; lincomicina durante 3 semanas.

PREVENCIÓN

Deben aplicarse las medidas habituales de higiene:
— lavarse las manos,
— lavar con agua y jabón cualquier arañazo o mordedura y aplicar desinfección local.

Hay que tratar los gatos con pulguicidas.

Las personas inmunodeprimidas deben estar particularmente atentas y no adoptar ningún gato de procedencia desconocida; en cualquier caso debería provenir de sitios indemnes de infección y ser, preferentemente, un ejemplar adulto sin infestación de pulgas.

La ablación de las garras de los gatos carece de interés en la prevención de la enfermedad. En efecto; por una parte, sería tardía, si el gato ya hubiese infectado a su propietario; por otra, la transmisión de un gato a otro se produce principalmente a través de las pulgas. En cambio, la utilización muy regular de productos pulguicidas es esencial en el control de la infección y de la contaminación del huésped felino.

Larva «migrans» cutánea

Definición:
ZOONOSIS PARASITARIA

Zoonosis frecuente en los países tropicales, debido muy frecuentemente a la penetración transcutánea de larvas infestantes de anquilostomas de perro y de gato. En el punto de inoculación aparece un eritema pruriginoso que evoluciona espontáneamente hacia la curación.

Quienes viajan a países exóticos se infestan al caminar descalzos por áreas contaminadas (espacios con arena). Resultan igualmente afectadas las personas que trabajan en contacto con el suelo húmedo (campesinos, horticultores, fontaneros).

Agente patógeno:
ANQUILOSTOMA

Lo que provoca principalmente la enfermedad son larvas (nematodos) del orden de *Ancylostomatidae*: *Ancylostoma braziliense, A. caninum, A. ceylanicum, A. Tubaeforme* y *Uncinaria, Stenocephala.* Otros parásitos, como los estrongiloides (*S. pianiceps*), también pueden ocasionar una dermatosis lineal.

Los *A. caninum* y *tuboeforme* tienen una distribución cosmopolita. Los *A. braziliense* y *ceylanicum* se encuentran en las regiones tropicales. El *Uncinaria stenocephala* ha sido identificado principalmente en regio-

Lo más científico

A. caninum: este gusano de 10 a 20 mm de longitud vive en el intestino delgado de su huésped definitivo. La hembra pone cada día aproximadamente 16.000 huevos grisáceos, elipsoides, de una longitud de 55 a 75 µm y diámetro de 37 a 43 µm, de cascarón transparente y mórula de 4 a 8 blastómeros voluminosos.
Los huevos, liberados con las heces, evolucionarán si las condiciones son favorables (humedad, oxigenación, oscuridad, calor).
A partir de la eclosión se suceden en el suelo 3 estadios larvarios, el último de los cuales es infestante. La duración del desarrollo depende de la temperatura: 22 días a 15 °C, menos de 3 días a 30 °C. Entonces el perro se contamina bien por vía oral, bien por vía transcutánea.
En el primer caso, la larva de tercera edad se adentra en la mucosa del intestino delgado del huésped definitivo, muda a un cuarto estadio y luego regresa a la luz intestinal donde concluirá su desarrollo.
En el segundo caso, la larva alcanza los pulmones a través del torrente sanguíneo, remonta la tráquea, alcanza el esófago y el estómago, y por último termina su desarrollo en el intestino delgado. El periodo de maduración sexual es de 15 a 26 días.
En el huésped principal, se encuentran larvas de tercera edad en hipobiosis cuyo desarrollo se podrá retomar ulteriormente.
Las larvas de tercera edad pueden persistir en los tejidos de huéspedes paraténicos.
Al consumir estos últimos, los animales domésticos carnívoros se infestan. Entonces el período de maduración sexual es de 14 o 15 días.
En la perra, la presencia de larvas en hipobiosis en el tejido mamario determina la infestación de los cachorros por vía galactógena. En este caso el referido periodo de maduración sexual se alcanza al cabo de 12 a 14 días.

Otros nematodos: los ciclos de vida de los A. braziliense, ceylanicum, tubaeforme y U. stenocephala son globalmente idénticos a los del A. caninum.

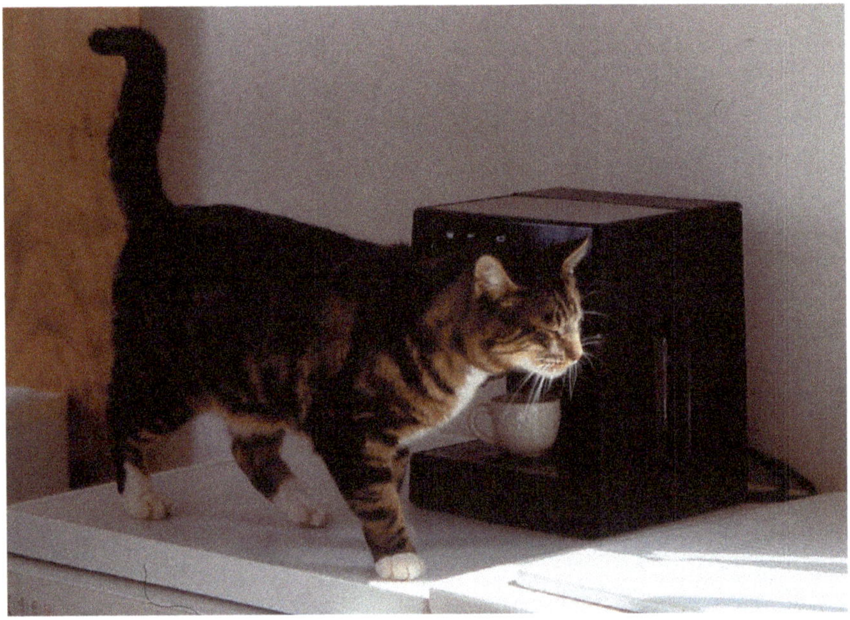

Los felinos son los principales transmisores

nes de clima templado septentrional. Los huevos son destruidos por temperaturas inferiores a 5 °C en el caso de que estén 24 horas o superiores a 38 °C.

Las larvas L3 resisten más de 5 minutos a –21 °C; además, son muy sensibles a la desecación y al cloruro sódico.

ANIMALES QUE LA TRANSMITEN: LOS CARNÍVOROS DOMÉSTICOS

Los animales domésticos carnívoros son los principales huéspedes, con carácter de definitivos para los parásitos siguientes:

— principalmente los cánidos y ocasionalmente los felinos: *A. caninum* y *U. stenocephala*,

— los cánidos y los felinos: *A. braziliense* y *A. ceylanicum*,

— felinos: *A. tubaeforme* y *S. pianiceps.*

MODO DE TRANSMISIÓN: VARIAS VÍAS

Las larvas penetran únicamente por la vía transcutánea cuando la piel está en contacto con el suelo húmedo. La transmisión directa del parásito es imposible. Las larvas infestan a los carnívoros por cuatro vías:

— digestiva (ingestión de L3, de un huésped paraténico infestado),

— transcutánea,

— galactógena (sobre todo en el caso del *A. caninum*),

— transplacentaria (raramente cuestionada).

SÍNTOMAS EN EL ANIMAL: PRURITO

El animal con parásitos presenta prurito con reacciones cutáneas (pápulas, vesículas y costras).

La cavidad bucal de parásito segrega anticoagulantes al formarse microhemorragias en los puntos de fijación mediante los que se adhiere al hospedante. Este presenta un estado general deficiente y adelgazamiento. De un modo tardío aparecen diarreas y melena. Entonces el pronóstico es severo. El principal medio de diagnóstico es la coproscopia para constatar la presencia de huevos.

Síntomas en el hombre: eritema

La incubación varía de una semana a varios meses.

Se observa un cordón eritematoso serpiginoso con prurito interdigital, esencialmente a nivel de los pies, así como la formación de pápulas y luego de vesículas que desaparecerán en unos 10 días.

La enfermedad evoluciona de modo espontáneo hacia la curación en cuestión de 2 a 8 semanas.

Tratamiento

En el animal

Las moléculas activas contra estos parásitos son dichlorvos, febantel, mebendazol.

Conviene tratar los cachorros: a partir de las 2 semanas, los de perro; a partir de las 3 semanas los de gato. La vermifugación cotidiana de la perra con fenbendazol desde el día 40 de gestación hasta el segundo día después del parto reduce un 98 % la tasa de infestación de los gatos. Se ha observado una reducción del 98,5 % con una sola administración de ivermectina entre 2 y 10 días antes del parto.

En el hombre

El tiabendazol, utilizado por vía general, o mejor local, permite una curación más rápida.

Prevención

Se debe:

— desconfiar de los suelos húmedos, en particular en los países tropicales,

— evitar la acumulación de heces de animales domésticos en el césped,

— cubrir las áreas de arena infantiles, cuando no se utilicen,

— impedir la presencia de gatos y perros errantes en las playas,

— emplear toallas y esterillas para evitar el contacto de la piel con el suelo húmedo,

— vermifugar regularmente los animales domésticos carnívoros,

— mantener los animales en suelos secos.

Zoonosis con manifestaciones cutáneas y otros signos

Denominación	Agente	Huésped	Transmisión	Síntomas
Dirofilariasis	Dirofilaria	Cánidos	Picadura de mosquito	Pulmonares Cutáneos
Enfermedad de Lyme	Borrelia	Roedores Gato	Picadura de garrapata	Cutáneos Neurológicos
Erliquiosis	Ehrlichia	Mamíferos	Picadura de garrapata	Cutáneos Neurológicos
Cenurosis	Cestodes	Cánidos	Ingestión	Cutáneos Neurológicos
Fiebre aftosa	Aphthovirus	Bovinos, caprinos, ovinos, porcinos	Contacto	Fiebre y pápulas

Dirofilariasis

DEFINICIÓN:
ZOONOSIS PARASITARIA

Esta zoonosis helmíntica es inoculada al hombre por los mosquitos que previamente se han infestado al picar a animales huéspedes de nematodos del género *Dirofilaria*. Se conocen dos formas, una pulmonar: la *Dirofilaria immitis* (provoca en el hombre problemas pulmonares, mientras que en el perro genera una dirofilariasis cardíaca), con síndromes cardiorrespiratorios, a veces graves; y una forma subcutánea: la *Dirofilaria repens*, sin consecuencias mayores.

Sobre todo los parásitos están presentes en las regiones cálidas y húmedas: Extremo Oriente, Pacífico, África ecuatorial. Son muy raros en los países templados, pero existen en las regiones pantanosas y cálidas: Francia, Italia, Estados Unidos.

Las hembras resultan menos afectadas que los hombres dado que los mosquitos pican preferentemente a estos últimos.

AGENTE PATÓGENO: *DIROFILARIA*

La dirofilariasis se debe a parásitos de la clase de los nematodos: la *Dirofilaria immitis,* la *D. repens* y la *D. tenuis.*

La *Dirofilaria immitis* es un parásito del perro, más raramente del gato así como de otras especies salvajes de carnívoros del género *Canis*. En el estado adulto el parásito se encuentra bien en la parte derecha del corazón, bien en la arteria pulmonar de su huésped.

Existe una subperiodicidad nocturna para las microfilarias, cuyo número es de 5 a 6 veces más importante durante la tarde y al anochecer que en el resto del día. Esto se correspondería a una adaptación con el período de actividad máxima del vector.

La *Dirofilaria repens* infesta perros, gatos y otros carnívoros salvajes.

ANIMALES QUE LA TRANSMITEN

Los huéspedes definitivos de los parásitos son estos:

— para la *D. immitis*: con mayor frecuencia los cánidos, pero también felinos, mustélidos, úrsidos, pinnípedos, el caballo y el hombre,

— para la *D. repens*: el perro, el gato y los carnívoros salvajes,

— para la *D. tenuis*: el mapache.

Más de 70 especies de mosquitos de los géneros *Culex, Aedes, Mansonia, Psophora, Anopheles* son los huéspedes intermediarios potenciales.

Los huéspedes son los perros errantes y los cánidos salvajes.

Más de 70 especies de mosquitos son huéspedes intermediarias potenciales

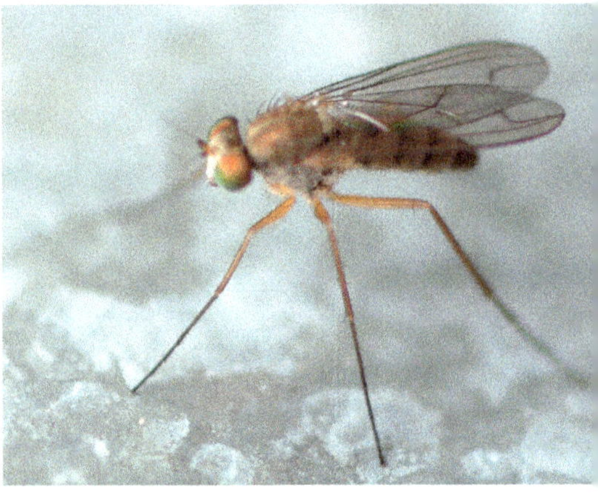

LO MÁS CIENTÍFICO

Ciclo evolutivo de la D. immitis: el parásito es un gusano blanquecino de 12 a 30 cm de largo por 1 mm con una cutícula lisa y espesa. La hembra es vivípara y pone larvas L1, o microfilarias (de 220 a 230 µm de largo y 5 a 6 µm de diámetro) que subsisten sin evolucionar en la sangre del perro infestado. Absorbidos por el insecto vector en su ingesta de sangre, aquellas atraviesan el estómago para alcanzar los tubos de Malpighi, y después la base de las piezas bucales. En el curso de su migración, las larvas L1 se mudan en L2 y luego en L3. Estas últimas penetran a través del tegumento del huésped definitivo gracias a la llaga de la picadura del vector. En el perro, las larvas infestantes caminan en el tejido conjuntivo donde se mudan en L4, en L5, pasan a la circulación venosa y llegan a la parte derecha del corazón. Entonces se instalan en la arteria pulmonar, en la cual persisten 7 u 8 semanas. Hacia la decimosexta semana posterior a la infestación, migran de manera activa y retrógada en el ventrículo derecho en el que llegarán a adultas.
El ciclo evolutivo dura de 8 a 15 días en el huésped intermediario vector y de 5 a 6 meses en el huésped definitivo, periodo a cuyo término las microfilarias aparecerán en la corriente sanguínea.
El ciclo evolutivo de la D. repens o de la D. tenuis es globalmente idéntico al precedente, pero los adultos se localizan en el tejido conjuntivo subcutáneo.

MODO DE TRANSMISIÓN: POR PICADURA DE MOSQUITO

El hombre es un huésped accidental. Como el huésped definitivo se infesta por picadura de mosquito. Parece poco probable que el insecto hematófago pueda infestarse por contacto con un ser humano. En efecto, muy raramente se han aislado microfilarias en la sangre de los enfermos.

LOS SÍNTOMAS EN EL ANIMAL

Dirofilariasis pulmonar (debida a la *D. immitis*)

• Forma cardiopulmonar: se caracteriza por una insuficiencia cardiaca: disnea de esfuerzo y taquicardia, congestión pulmonar (disnea, tos seca, hemoptisia). La auscultación revela un soplo de regurgitación pulmonar.

La mayor parte de los sujetos infestados no manifiestan síntoma alguno y la lesión pulmonar sólo se descubre con ocasión de una radiografía.

Cuando los síntomas aparecen, el parásito ya se encuentra en una arteria pulmonar, lo cual puede ocasionar que se forme un trombo, una oclusión vascular, una necrosis o una fibrosis, que se manifestará mediante tos, dolor torácico durante varios meses, en ocasiones fiebre, hemoptisia, escalofríos y mialgias. La lesión es nodular, bien circunscrita, de 4 a 5 cm de diámetro.

• Formas neurológicas: se deben a la formación de tromboembolias en el encéfalo.

• Formas cutáneas: son lesiones de calvas pruriginosas en las regiones de piel fina (detrás de las orejas).

Dirofilariasis subcutánea (debida a la *D. repens* y la *D. tenuis*)

Se aprecian lesiones eccematosas pruriginosas, pero en numerosos casos no aparece manifestación patológica alguna.

LOS SÍNTOMAS EN EL HOMBRE

Dirofilariasis pulmonar

La tos, un dolor torácico y a veces hemoptisias, fiebre y mialgias. El examen radiológico revela lesiones nodulares.

Dirofilariasis subcutánea

Se observa la presencia de nódulos subcutáneos eritematosos que pueden ser dolorosos y tener carácter migratorio. Las lesiones en un edema o un nódulo subcutáneo, desarrollado alrededor del parásito. Los nódulos y la tumefacción pueden ser dolorosos. Asimismo puede verse prurito, eritema, fenómenos alérgicos localizados (comezón, edema de tipo Calabar), urticaria y supuración que aparece a nivel del nódulo. Cuando afecta al ojo o zonas próximas, se observa conjuntivitis, lagrimeo y fotofobia.

TRATAMIENTO

En el animal

Entraña riesgo de hipersensibilidad o embolización de restos de filarias. Se emplea:

— para eliminar los parásitos adultos, tiacetarsamida o melarsomina,

— para eliminar las microfilarias (tratamiento aplicado 3 o 4 semanas tras el tratamiento adulticida), ditiazina, difentión o ivermectina.

Las filarias también se pueden extraer quirúrgicamente en el caso del síndrome de la vena cava.

En el hombre

Se utilizan las moléculas siguientes: levamisol, dietilcarbamacina, ivermectina.

El tratamiento quirúrgico es valorado en la dirofilariasis.

PREVENCIÓN

Mientras el animal no está infectado, conviene efectuar una quimioprofilaxis durante el periodo de riesgo, y un mes después de la misma, con dietilcarbamacina o ivermectina todos los meses.

Se eliminarán los mosquitos en la medida de lo posible.

Se evitará pasear los perros por las tardes en las zonas donde pululan los insectos (cerca de un lago, bajo los árboles).

La imposibilidad de actuar sobre el huésped limita la prevención de la enfermedad.

En la prevención relacionada con el hombre, se usarán difusores eléctricos o productos repelentes de mosquitos; se aconseja utilizar ropa que proteja de las picaduras.

Enfermedad de Lyme

DEFINICIÓN:
ZOONOSIS BACTERIANA

La borreliosis de Lyme causa estragos en Europa, Norteamérica, Japón y Australia. Desde 1982, más de 50.000 casos han sido registrados en Estados Unidos.

En Europa, más de 1.000 casos se suceden cada año.

AGENTE PATÓGENO: *BORRELIA*

Los agentes patógenos de esta enfermedad son bacterias del género *Borrelia:* la *B. burgdorferi,* la *B. afzelii,* la *B. garinii* y la *B. japonica.* Son gérmenes de morfología helicoidal, móviles mediante rotación, traslación y flexión, gracias a flagelos periplásmicos insertados en sus extremidades.

Las garrapatas del género *Ixodes* *(I. ricinus, I. dammini, I. scapularis, I. pacificus, I. ovatus)* son los vectores principales. La transmisión de la enfermedad por insectos hematófagos no puede ser excluida, pero la importancia epidemiológica que posee es menor.

Estas garrapatas siguen un ciclo en tres estadios: larvario, ninfario y adulto. Para cada uno, el parásito se supedita al huésped de una manera pasiva (pegado a una brizna de hierba), se fija en este para ingerir su sangre, luego se desprende y cae en el suelo, donde se metamorfosea. Como el parásito se nutre de distintos huéspedes y el agente infeccioso se conserva en los distintos estadios, la transmisión de la enfermedad se hace posible.

Tanto si se trata de larvas, como de ninfas o de adultos, las garrapatas infectadas sólo pueden transmitir la enfermedad de Lyme 48 horas después de su fijación en el huésped.

ANIMALES QUE LA TRANSMITEN:
PERROS Y ANIMALES SALVAJES

Los huéspedes salvajes son numerosos: roedores, cérvidos... La población canina parece erigirse como la huésped potencial.

MODO DE TRANSMISIÓN:
POR PICADURA DE GARRAPATA

La garrapata infectada transmite el parásito al tiempo que ingiere la sangre con que se alimenta.

SÍNTOMAS EN EL ANIMAL: VARIOS

A menudo la enfermedad es asintomática. La incubación dura de 2 a

Garrapata © Dr. Fleury/Cogis

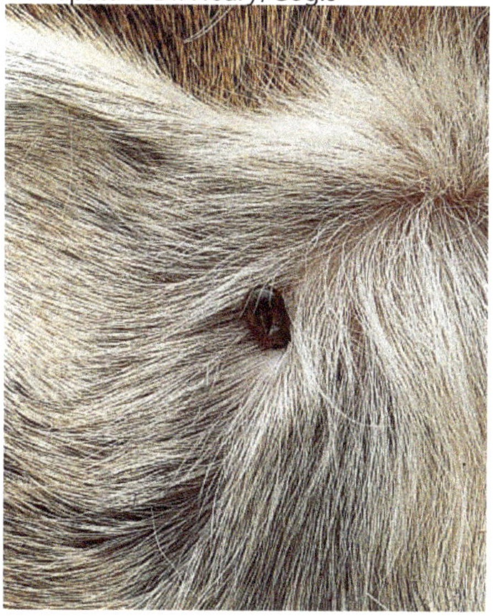

5 meses, en cuyo transcurso el sujeto puede presentar una astenia durante algunos días.

Cuando los primeros síntomas se detectan, se observa una anorexia que acompaña a un síndrome febril (hipertermia de 39,5 a 40,5 °C), asociado a veces a adenopatías. A continuación aparecen diversos signos más destacados: cojeras subsiguientes a artritis, problemas neurológicos (hiperestesia y dolor, problemas de comportamiento, etc.), así como también, más raramente, problemas cardiacos (bradiarritmia, bloqueo auriculoventricular) y, finalmente, problemas renales (crisis de uremia con ascitis).

SÍNTOMAS EN EL HOMBRE: CUTÁNEOS, NEUROLÓGICOS

Se distinguen tres fases en la evolución de la enfermedad:

— cutánea. Se caracteriza por un eritema crónico, centrado por lo general en el punto de inoculación. Al cabo de 2 o 3 semanas, el diámetro de la areola roja aumenta,

— neurológica. En esta, aparecen dolores musculares, parálisis importantes, con frecuencia unilaterales, afectando un miembro o la cara y remitiendo generalmente en 6 o 7 semanas, problemas cardiacos (braditaquicardia, bloque auriculoventricular) y meningitis linfocitarias,

— tardía. Meses e incluso años después de las fases precedentes, en algunos individuos se asiste al desarrollo de artritis ambulatorias recidivantes, que interesan las rodillas, los hombros, las caderas o los tobillos.

TRATAMIENTO

Se administra amoxicilina y tetraciclina (doxiciclina). Las *Borrelia* son resistentes a los aminoglicósidos y a las quinolonas. El tratamiento debe mantenerse por lo menos de 10 a 30 días. Se aprecia mejoría entre 24 y 48 horas después del inicio del tratamiento.

PREVENCIÓN

Las garrapatas que se adhieren a los carnívoros en realidad no son peligrosas para el hombre. Lo más frecuente es que el parásito no efectúe más de una comida en cada estancia.

Así pues, no se reinstala antes de haberse metamorfoseado en el suelo. En cambio, los animales domésticos carnívoros pueden trasladar a las casas de sus amos garrapatas aún no fijadas, susceptibles de contaminar al hombre.

En el animal, se utilizarán collares acaricidas con amitraze o sprays para pulverizar sobre el pelo, a fin de prevenir la infestación por garrapatas. Tras la exposición al riesgo (paseos por bosques o espesuras), a través del cepillado y un examen capilar minucioso, pueden eliminarse los parásitos antes de que hayan podido transmitir el agente patógeno.

En el hombre, en las actividades forestales, se recomienda el uso de ropa adecuada, que cubra bien, así como de repelentes aplicados a la piel (dietilmetilbenzamida: DEET) o insecticidas (permetrina) que impregnen la ropa. Las garrapatas de los animales domésticos carnívoros deben separarse con precaución: la hemolinfa y las secreciones del parásito son ricas en gérmenes.

Erliquiosis

Definición:
zoonosis bacteriana

La erliquiosis tiene de manera global la misma distribución geográfica que la enfermedad de Lyme.

Agente patógeno: *Ehrlichia*

Las *Ehrlichia* pertenecen a la familia de las *Rickettiaceae*. Son bacterias gramnegativas que adquieren un tono púrpura violeta al aplicárseles la coloración de May Grünwald Giemsa. En el interior de la célula parasitada, la mayor parte de las veces leucocitos (monocito o granulocito), las bacterias se observan en una vacuola.

Para el hombre son patógenas cuatro especies: la *E. sennetsu* (en Japón), la *E. chaffeensis* (en Estados Unidos), la *E. phagocytophila* y la *E. equi* (en Estados Unidos y en Europa). Las tres últimas han sido identificadas en el perro. En cambio, la *E. canis,* la *E. ewingii* y la *E. platis*, tres especies que infestan los perros a menudo, no han sido aisladas en el hombre.

Ratón © Delphine Dordor

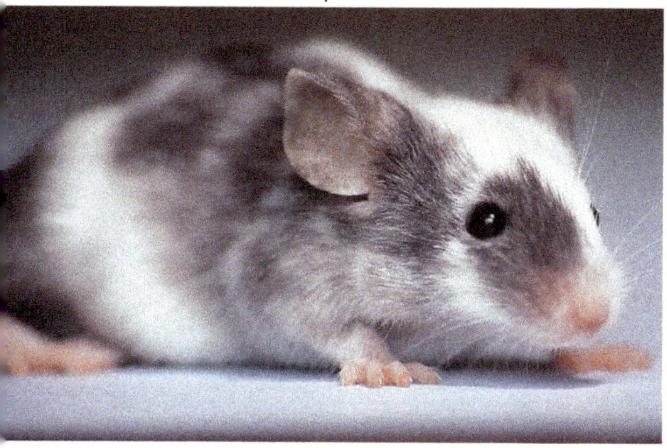

Animales que la transmiten:
los mamíferos

Se encuentran involucrados distintos mamíferos o bien domésticos (perro, caballo y bovinos) o bien salvajes (ratón, ciervo).

Las garrapatas encontradas como vectores de la erliquiosis son estas: la *Amblyomma americanum* y la *Dermacentor variabilis,* para la *E. chaffensis* y la *Ixodes dammni,* la *I. ricinus* para la *E. phagocytophila* y la *E. equi,* la *Rhipicephalus sanguineus* para la *E. canis.*

Modo de transmisión:
transcutánea

La garrapata infestada transmite el parásito con ocasión de su ingesta de sangre.

Síntomas en el animal:
cutáneos, neurológicos

En el perro

Manifestaciones generales: depresión, letargo, pérdida de peso y anorexia. Pueden aparecer petequias, equimosis, así como sangrado de las mucosas (epistaxis). En el 20-25 % de los casos se ha descrito linfadenomegalia y esplenomegalia.

Signos oculares: los que más frecuentemente se han encontrado son uveítis anterior y afección retiniana (coriorretinitis, hemorragia, desprendimiento de retina). Signos neuromusculares: se observa ataxia con afección del sistema vestibular, motoneuronas centrales o periféricas y, a veces, hiperestesia localizada o generalizada. El edema de los miembros es frecuente.

Poliartritis: las artritis parecen subsecuentes a una hemartrosis o un depósito de inmunocomplejos.

Modificaciones hematológicas: anemia no regenerativa, trombocitopenia y leucopenia (neutropenia, las más de las veces).

Modificaciones bioquímicas: hiperproteinemia, hiperglobulinemia, hipoalbuminemia y aumento de las ALAT (alanino amino transferasas) son característicos.

Igualmente, se han observado con frecuencia: proteinuria, hematuria y aumento del tiempo de sangrado.

En el gato

La existencia de gatos infestados de modo natural se ha descrito para la *E. canis* y la *E. risticii,* así como para la *E. phagocytophila* y la *E. equi*, siendo los síntomas observados: letargo, anorexia e hipertermia más o menos acusada.

SÍNTOMAS EN EL HOMBRE: CUTÁNEOS, NEUROLÓGICOS

Fase cutánea

Se caracteriza por un eritema crónico que deriva en una lesión eritematosa primaria, centrada generalmente en el punto de inoculación. Al cabo de 2 o 3 semanas, el diámetro de la areola es rojo.

Fase neurológica

A continuación aparecen dolores musculares fulgurantes, parálisis importantes, a menudo unilaterales, que afectan a un miembro o la cara y remiten generalmente en 6 o 7 semanas, problemas cardiacos (braditaquicardia, bloqueo ventriculoauricular) y meningitis linfocitaria. Más raramente, se han observado otros problemas, como conjuntivitis, uveítis, hepatitis, orquitis, cistitis, etc.

Fase tardía

Meses e incluso años después de las fases precedentes, en algunos individuos se asiste al desarrollo de artritis ambulatorias recidivantes, que interesan las rodillas, los hombros, las caderas o los tobillos.

TRATAMIENTO

Antes, se utilizaba oxitetraciclina; actualmente, se prescribe más la doxiciclina.

En los sujetos jóvenes, el cloranfenicol reemplaza las tetraciclinas, pero su uso debe ser evitado en caso de anemia o de pancitopenia. El dipropionato de imidocarb se ha revelado muy eficaz en el perro y en el gato, si bien se han observado efectos secundarios, como salivación, moquillo seroso, diarrea y disnea.

Como complemento de la antibioterapia, cabe realizar transfusiones de plasma enriquecido con plaquetas.

PREVENCIÓN

Se basa en la lucha contra las garrapatas.

Cenurosis

DEFINICIÓN:
ZOONOSIS PARASITARIA

La cenurosis es una zoonosis parasitaria causada por larvas de cestodos de cánidos. Según cuál sea el cestodo implicado y la localización de su larva, la enfermedad reviste dos formas: una cerebral, con importantes problemas nerviosos, y otra subcutánea, con presencia de un nódulo. El tratamiento quirúrgico que se impone es muy delicado para la cenurosis cerebral y mucho más sencillo para la subcutánea.

AGENTE PATÓGENO: CESTODO

La cenurosis se debe a los *Coenurus cerebralis, C. serialis* y *C. brauni*, formas larvarias de parásitos de la familia de las *Teanidae*: la *Taenia (multiceps) multiceps,* la *T.(M.) serialis* y la *T.(M.) brauni*, respectivamente.

La *T. multiceps* y la *T. serialis* tienen una distribución cosmopolita. En cuanto a la *T. brauni*, sólo se encuentra en África.

El número de casos de cenurosis humana publicados no pasa del centenar.

ANIMALES QUE LA TRANSMITEN:
LOS CÁNIDOS

Los huéspedes definitivos son los cánidos: perro, chacal, lobo, coyote, zorro... Como huéspedes intermediarios potenciales, se cuentan los ungulados y, principalmente, el cordero, para la *T. multiceps*. Para la *T. serialis*, sobre todo los lagomorfos, a veces los roedores y, accidentalmente, el gato. Los roedores, para la *T. brauni*.

MODO DE TRANSMISIÓN:
POR INGESTIÓN

Los agentes infestantes, las fuentes de contaminación y los modos de transmisión son los mismos que en la equinococosis (ingestión).

LO MÁS CIENTÍFICO

Los adultos miden de 40 a 60 cm de largo. El ciclo evolutivo es idéntico al de los cestodos del género Echinococcus, el cenuro correspondiente al quiste hidatídico. En el huésped intermediario, las formas larvarias de la T. multiceps se fijan a nivel del neuraxis (encéfalo y médula espinal), mientras que las de la T. serialis y la T. brauni están presentes en el tejido conjuntivo subcutáneo y aponeurótico intermuscular.
El Coenurus cerebralis tiene el aspecto de una vesícula flácida de un diámetro de 5 cm, que contiene un líquido translúcido y rodeado de una fina pared donde se encuentran numerosas manchas blancas; la membrana germinativa tiene varios cientos de escólex que provienen de una multiplicación asexuada en el estadio larvario y que alumbraron cestodos adultos en el huésped definitivo.
Alrededor de unas 6 semanas después de la ingestión de un cenuro, un gran número de tenias que ya han llegado a la madurez sexual están presentes en el intestino delgado del perro. El cordero se contamina por la ingestión de segmentos con huevos, los cuales encierran embriones hexacantos que llegan a los centros nerviosos del rumiante en 8 días. Al cabo de 7 u 8 meses, la vesícula cenuriana alcanza sus dimensiones definitivas.

SÍNTOMAS EN EL ANIMAL: NINGUNO

Los síntomas son raros. Como en otras cestodiasis, puede aparecer prurito anal.

SÍNTOMAS EN EL HOMBRE: CUTÁNEOS, NERVIOSOS

La cenurosis cerebral se manifiesta mediante cefaleas, obnubilación... Los exámenes neurorradiológicos orientan el diagnóstico, que es confirmado con el examen del quiste con ocasión de la intervención quirúrgica.

La cenurosis subcutánea, muchas veces más benigna que la forma precedente, está vinculada a la presencia del *Coenurus serialis* o del *C. brauni*, en forma de nódulo único, subcutáneo o más profundo, generalmente torácico o ubicado en la pared abdominal. Las molestias son ligeras o nulas; a veces existe dolor si se ejerce presión.

TRATAMIENTO

En el huésped definitivo: el praziquantel y el nitroscanato son los tratamientos eficaces.

En el huésped intermediario: se impone el tratamiento quirúrgico en el caso de infestación de *C. serialis* con localización subcutánea. Debe evitarse perforar la vesícula.

PREVENCIÓN

Reside en la vermifugación sistemática de los perros y la observación de las reglas de higiene manual y alimentaria.

El consumo de sesos de animales infestados y la predación de lagomorfos o de roedores deben estar proscritos a los perros. El acceso de estos últimos a los mataderos está formalmente prohibido. Se evitará alimentar los conejos domésticos con hierba recogida a lo largo de los caminos (con frecuencia, sucia de excrementos de cánidos).

Fiebre aftosa

DESCRIPCIÓN

La fiebre aftosa es una zoonosis menor, por su benignidad y, sobre todo, por su rareza. Ciertamente, la especie humana es por naturaleza muy resistente al virus aftoso; el desarrollo de la infección en el hombre contaminado parece vinculado a una sensibilidad individual. Ya rara en el pasado, la fiebre aftosa en el hombre no existe actualmente en países desarrollados, que han logrado la erradicación —o casi— de la enfermedad animal. El agente patógeno es un virus de la familia *Picornaviridae*, del género *Aphtovirus*. Es transmitido por los bovinos, ovinos, caprinos, porcinos domésticos y salvajes.

MODO DE TRANSMISIÓN: POR CONTACTO

La transmisión al hombre ha podido ser informada, en la inmensa mayoría de los casos, en relación con la manipulación de productos virulentos que han ensuciado una llaga cutánea o mucosa o penetrado, por fractura, con ocasión de una herida; la contaminación por vía respiratoria o digestiva, teóricamente posible, es realmente excepcional. La transmisión interhumana no se ha establecido nunca.

La transmisión puede provenir de bovinos

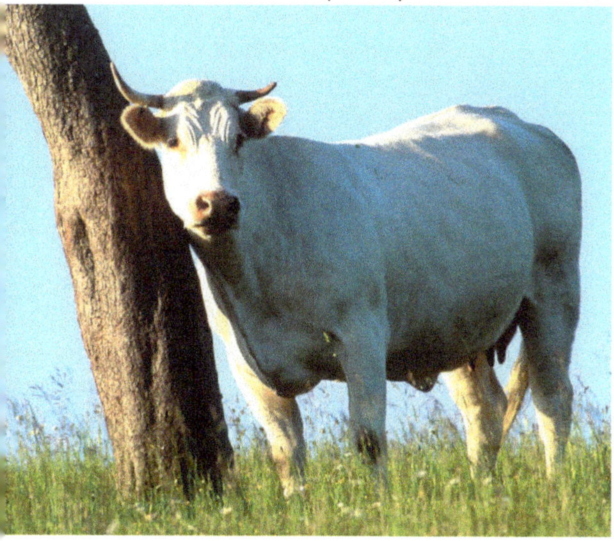

SÍNTOMAS EN EL ANIMAL

Fiebre, anorexia, temblores, aparición de vesículas en la boca y en la mucosa nasal; en los espacios entre los dedos y en el reborde del pie.

SÍNTOMAS EN EL HOMBRE: FIEBRE Y PÁPULAS

La incubación dura 2 o 3 horas; se destaca por fiebre, rápidamente seguida de erupción aftosa en la piel y/o en las mucosas.

La erupción cutánea, que es la más frecuente, afecta a pies y manos (palma de la mano y superficie plantar, espacios interdigitales); hormigueos, sensación de quemazón pruriginosa y enrojecimiento del tegumento; en las 12-24 horas siguientes, tiene lugar la formación de las aftas, más o menos numerosas, pero cuyas dimensiones rara vez exceden de algunos milímetros.

La erupción mucosa, anunciada por los signos funcionales de estomatitis, se asienta esencialmente en las encías, la lengua y la cara interior de los labios.

El enrojecimiento y la sensibilidad inicial de las partes afectadas son rápidamente seguidos de la formación de finas vesículas de contenido límpido.

La evolución es constantemente favorable: en 2 o 3 días, las aftas se reabsorben o dejan una erosión superficial que cicatriza sin secuelas, a menos que sobreinfecciones bacterianas incidan en el retraso de la cicatrización.

La evolución de la fiebre aftosa humana puede ser aún más benigna y pasar totalmente desapercibida. La existencia de anticuerpos específicos en personas que viven en medios muy contaminados (institutos de preparación de vacunas) y que no han presentado manifestaciones clínicas avala la existencia en el hombre de una infección aftosa no aparente (o infraclínica)

TRATAMIENTO Y PREVENCIÓN

No existe tratamiento médico. Hay que proceder al sacrificio de los animales infectados, así como de aquellos que hayan estado en contacto con los mismos. La prevención consiste en la vacunación y en la desinfección de los locales y del material.

LA ESTOMATITIS VESICULAR CONTAGIOSA

La estomatitis vesicular contagiosa es una enfermedad muy próxima a la fiebre aftosa por sus aspectos clínicos. Se diferencia de ella por su menor contagiosidad, la afectación prioritaria del caballo y su localización geográfica exclusiva en el continente americano.

La transmisión al hombre resulta:
— bien de contactos con animales enfermos,
— bien de contaminación en el laboratorio por cultivos virulentos,
— bien de picaduras de insectos vectores.

Los síntomas, que aparecen en el plazo de 2 a 8 días, consisten en:
— un estado febril que recuerda al de la gripe y lo suficientemente severo como para guardar cama,
— seguido de localización mucosa (coriza, conjuntivitis, estomatitis con vesículas),
— con tumefacción de las amígdalas y de los ganglios cervicales.

La curación sobreviene sin complicación en una semana.
Cualquier sospecha epidémico-clínica debe ser confirmada mediante pruebas experimentales.

La profilaxis reclama, más allá de la erradicación de la enfermedad animal, precauciones individuales en la manipulación del virus (tanto en los animales como en los cultivos).

Zoonosis con manifestaciones neurológicas

Denominación	Agente	Huésped	Transmisión	Síntomas
Coriomeningitis linfocitaria	Arenavirus	Roedores	Picadura de artrópodos, ingestión, inhalación	Nerviosos
Listeriosis	Listeria monocytogenes	Animales de granja, roedores	Ingestión, contacto	Nerviosos
Rabia	Virus	Mamíferos	Mordeduras	Nerviosos

Coriomeningitis linfocitaria

DEFINICIÓN:
ZOONOSIS VÍRICA

También denominada enfermedad de Armstrong, a pesar de ser rara en determinados países europeos, es potencialmente importante por el hecho de la gravedad de la afección y de la ignorancia de que los hámsters dorados son sus portadores.

AGENTE PATÓGENO:
VIRUS

Se trata del *Arenavirus*, del que se han identificado siete cepas.

ANIMALES QUE LA TRANSMITEN:
LOS ROEDORES

Ratón, hámster, cobaya, chinchilla, zorro, perro, simio y conejo —este último es poco sensible, pero los adultos pueden tener infecciones no aparentes—.

Huésped del agente patógeno: ratón doméstico. Excreta virus durante largos periodos.

Fuente del agente patógeno: orina y heces de los animales infectados.

Resistencia del agente patógeno: virus muerto en 20 minutos a 56 °C, inactivado por rayos ultravioleta, formol al 0,05% y éter.

MODO DE TRANSMISIÓN:
VARIOS

La transmisión puede tener lugar de manera indirecta, por un artrópodo: piojo, pulga, garrapata, chinche, mosquito; o directa, a partir de un animal infestado. La penetración del virus ocurre por vía:

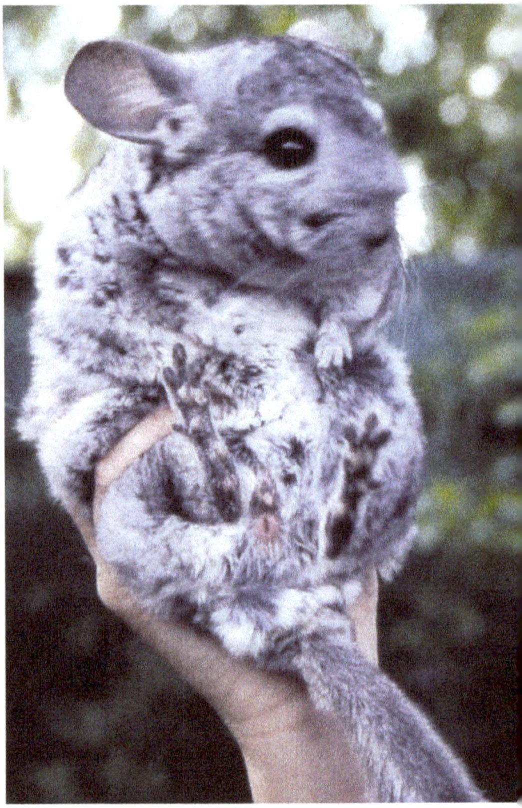

Chinchilla © Foto de la autora

— oral: ingestión de alimentos contaminados,
— respiratoria: inhalación de polvo virulento,
— cutánea: mordeduras.

La juventud y el sexo masculino son factores de mayor receptividad.

SÍNTOMAS EN EL ANIMAL:
NINGUNO

Los síntomas la mayor parte de las veces son inexistentes.

SÍNTOMAS EN EL HOMBRE: VARIOS

Se distinguen diferentes formas nerviosas:

— forma meníngea,

— pródromo febril con escalofríos, mialgias, signos de infección rinofaríngea o tos con expectoración,

— instauración de una meningitis, rigidez de la nuca, disminución de los reflejos tendinosos,

— meningomielitis: abolición de los reflejos, signo de Babinski transitorio, problemas sensitivos, paresia o parálisis de un miembro, afectación de los músculos lumbares y abdominales.

Formas no nerviosas:

— síndrome pseudogripal: la forma más frecuente, en particular en caso de contaminación a través de hámsters. Esta forma sería la responsable de abortos espontáneos y de hidrocefalias congénitas,

— forma hematológica con amigdalofaringitis necrótica, hemorragias, leucocitoma,

— forma respiratoria aguda,

— infección no aparente.

Otros síntomas: orquitis, pericarditis.

TRATAMIENTO

Sólo es sintomático en el hombre.

PREVENCIÓN

Es exclusivamente sanitaria, pero su puesta en práctica es difícil, puesto que se ignora la importancia de esta enfermedad en las crías. Hay que:

— aislar a los roedores familiares para impedir cualquier contacto con roedores salvajes,

— eliminar los insectos y los parásitos externos,

— evitar los contactos con los ratones, los hámsters, los cobayas, así como los gatos en periodo de gestación,

— respetar las reglas de higiene.

Listeriosis

DEFINICIÓN:
ZOONOSIS BACTERIANA

Es mundial, pero la enfermedad humana parece más frecuente en los países industrializados. El agente patógeno en cuestión es la *Listeria monocytogenes.*

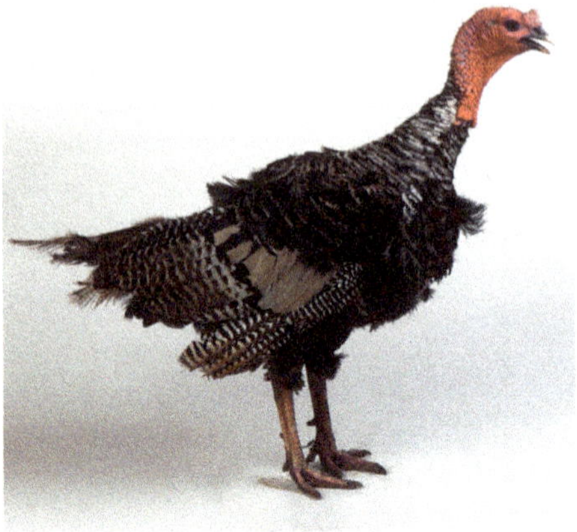

Pavo rojo de las Ardenas

ANIMALES QUE LA TRANSMITEN

La bacteria se transmite por medio de los animales domésticos (sobre todo, las ovejas, las cabras y los bovinos; más raramente, los equinos, porcinos y otros carnívoros), los animales salvajes (especialmente, los roedores y los lagomorfos) y está dispersa en el medio ambiente: albañales, silos y materias vegetales en descomposición.

Las aves son también sensibles al germen. Entre las que más, destacan el pollo, el pavo, el pato, el canario y la oca. Pero otras especies, como el lagópodo, el faisán, los patos salvajes e incluso el águila, pueden resultar afectadas o son receptivas al germen.

El mundo animal actúa de huésped (especies sensibles o receptivas a la *Listeria monocytogenes*), así como los productos de origen animal (leche, huevos, carne y salazones) y el medio exterior (suelo, agua, vegetales).

MODO DE TRANSMISIÓN:
POR INGESTIÓN O CONTACTO

Las materias virulentas son representadas principalmente por los orines, las heces, el encéfalo, el líquido cefalorraquídeo, la placenta en los mamíferos, etc., portadores sanos, crónicos o enfermos.

Los portadores crónicos o convalecientes (mujer que ha sufrido un aborto provocado por la listeriosis) todavía eliminan las bacterias durante varias semanas.

La transmisión del germen puede tener lugar:

— directa y esencialmente por vía hematógena (listeriosis congénita). En el hombre, la transmisión de las *Listeria* de la madre al feto puede hacerse por vía digestiva o respiratoria (infección amniótica, aspiración del germen situado en la vagina o el cuello). Una transmisión por contacto es posible (contaminación de un granjero durante el parto de una vaca). La listeriosis cutánea es rara,

— por los productos de origen animal: se trata de una contaminación por vía digestiva causada por casos esporádicos o epizootias en el hombre (epidemia de listeriosis en Francia en 1992),

— por via respiratoria (probable, pero extremadamente rara). Sería el caso de los granjeros contaminados a causa de trabajar en instalaciones en las que la atmósfera se encuentra estancada y donde no se realiza una limpieza regular.

La contaminación por garrapatas portadoras del germen también es posible. Numerosos artrópodos (garrapatas, moscas...) son portadores de *Listeria*.

SÍNTOMAS EN EL ANIMAL: NERVIOSOS, ABORTOS

La listeriosis se asocia frecuentemente a una afección intercurrente que debilita el sistema inmunitario: salmonelosis, coccidiosis... Los síntomas pasan relativamente desapercibidos. Así, en numerosos animales domésticos y salvajes no se observa ningún signo clínico, pero mantienen y diseminan ampliamente las *Listeria monocytogenes.*

Pueden manifestarse problemas nerviosos que señalan una forma meningoencefalítica, como temblores, tortícolis, falta de coordinación de movimientos. En otros casos, se observa una forma de septicemia que ocasiona una muerte súbita. La mortalidad, aunque muy variable, es baja en general: en todo caso, puede alcanzar el 40 %. En los ovinos, caprinos y bovinos, los signos son: abatimiento, fiebre, falta de coordinación, parálisis, salivación y modorra, aborto en los jóvenes; en la volatería: problemas de corazón y de hígado, signos nerviosos y mortalidad.

SÍNTOMAS EN EL HOMBRE: NERVIOSOS

En la listeriosis es clásico distinguir entre adulto y niño, mujer encinta y recién nacido.

Listeriosis en el adulto y el niño

Formas neuromeníngeas; las más frecuentes:

— meningitis agudas supurantes, idénticas clínicamente a las meningitis bacterianas,

— meningitis agudas de evolución «viral»,

— meningitis subagudas con líquido cefalorraquídeo claro calificadas de «pseudotuberculosas».

Asimismo, se puede observar:

— una forma meningoencefalítica en la que se asocia un síndrome febril a problemas nerviosos (convulsiones, rigidez en la nuca, coma, parálisis facial...). Afecta en general a sujetos de más de 50 años. La mortalidad es elevada,

— una forma septicémica que afecta en principio a personas de menos de 50 años. La mortalidad, menos elevada, tiene que ver con patologías subyacentes como el sida,

— casos de endocarditis, artritis, peritonitis o afecciones cutáneas.

Al síndrome meníngeo, cabe añadir problemas de la conciencia y crisis convulsivas.

Las septicemias se dan sobre todo en personas debilitadas y a menudo se complican con una meningitis.

Las formas localizadas pasan con frecuencia desapercibidas. Son formas anginosas, oculares (conjuntivitis), cutáneas (exantema), urinarias (uretritis, cistitis), auriculares (otitis), ganglionarias (adenitis cervical o submaxilar).

Listeriosis en la mujer encinta

En la mujer encinta, la enfermedad evoluciona de modo insidioso, en forma de un síndrome febril pseudogripal acompañado o no de signos urinarios, digestivos o meníngeos.

Para el feto, puede traducirse en aborto o alumbramiento prematuro, en una forma septicémica en los 4 días siguientes al nacimiento (mortalidad elevada, del orden del 75 %) o una forma de meningitis más tardía (entre 1 y 4 semanas de vida), de mejor pronóstico (75 % de curación), que se inicia en general con signos digestivos (vómitos, diarrea).

Seguidamente, prosigue con la aparición de signos meníngeos (rigidez de la nuca, hipertonía, convulsiones...).

Las formas respiratorias pueden darse en el recién nacido.

Listeriosis neonatal

— Septicemias con una forma extrema que se conoce como «granulomatosis infantiséptica»,

— meningitis,

— formas respiratorias: se presentan como una disfunción respiratoria no específica,

— conjuntivitis purulentas,

— formas poco específicas o no aparentes.

TRATAMIENTO

Se utilizarán preferentemente tetraciclinas. En casos de formas severas, se podrán administrar asociaciones betalactaminas-aminósidos a dosis superiores a las empleadas habitualmente. En el hombre, son necesarios los antibióticos bactericidas capaces de atravesar la barrera hematomeníngea.

Se suelen utilizar asociaciones betalactaminas-aminósidos o trimetoprim-sulfametoxazol.

PREVENCIÓN

Se basa en una higiene rigurosa tras la manipulación de aves u otros animales. En la mujer encinta hay que solicitar un hemocultivo e iniciar una antibioterapia ante cualquier episodio febril; no debe manipular animales de riesgo (roedores, rumiantes, aves). Los alimentos (vegetales, productos de origen animal) destinados a ser consumidos crudos deben pasar por reglas estrictas de higiene y controles bacteriológicos.

Rabia

DEFINICIÓN: ZOONOSIS VÍRICA

La rabia, encefalomielitis mortal que afecta a todos los animales de sangre caliente, incluido el hombre, es una de las zoonosis mayores más graves.

Según las estadísticas de la OMS, su existencia justifica anualmente en el mundo más de 500.000 «tratamientos» tras mordedura y ocasiona la muerte de 1.000 a 2.000 personas. Una quincena de casos mortales ha sido registrada en Europa occidental.

AGENTE PATÓGENO: VIRUS

El virus pertenece a la familia de los *Rhabdoviridae*; tiene forma de dedal de 60 a 80 μm de ancho por 180 a 200 μm de largo.

ANIMALES QUE LA TRANSMITEN

Todos los mamíferos domésticos o salvajes, al igual que el hombre, son receptivos al virus de la rabia y pueden ser infestados en condiciones naturales.

El perro es el principal huésped en la mayor parte de Asia, África y Sudamérica.

Entre la fauna salvaje involucrada, se encuentran: el zorro rojo en Europa, el perro mapache en Rusia, el zorro polar en Groenlandia, las mangostas en el Caribe y en África austral; el coyote, la mofeta, el mapache y el zorro gris, en el subcontinente norteamericano.

Los carnívoros domésticos son los que aseguran el vínculo entre el animal y el hombre.

LO MÁS CIENTÍFICO

El virus es sensible a diferentes agentes físicos.
Se inactiva por completo con la luz, los rayos ultravioleta o el calor (en 15 minutos a 50 °C).
También puede ser destruido por numerosos agentes químicos: los disolventes de lípidos (éter, cloroformo...), los amonios cuaternarios, la lejía, las soluciones jabonosas, el ácido fénico, el formol.
En cambio, se conserva en glicerina al 50 % y resiste bien la putrefacción: ha sido posible detectar el virus en un cadáver de animal, muerto a causa de la rabia, 17 días después de ser enterrado.

MODO DE TRANSMISIÓN: POR MORDEDURA

La mordedura (o arañazo) representa el modo habitual de infestación del hombre. La piel o las mucosas sanas no dejan pasar el virus. Sin embargo, es difícil afirmar la integridad absoluta de la piel (microerosiones frecuentes, en particular en las manos) o de una mucosa.

Un estudio llevado a cabo en Francia revela que el origen de las contaminaciones es variable. Según las estadísticas de los centros de tratamiento antirrábico de este país europeo, en el curso de estos últimos años, se constata que el 65 % de los tratamientos en personas se ha realizado después de una contaminación por perros y el 20 %, después de una mordedura de gato; la mayor parte de dichos tratamientos antirrábicos (85 %) resultan, pues, de una infección por perros y gatos. Un porcentaje muy bajo (9 %) se debe a una contaminación por animales salvajes y, finalmente, un 6 % a contactos con animales domésticos distintos del perro y el gato.

SÍNTOMAS EN EL ANIMAL

La incubación dura, de media, entre 15 y 60 días, pero puede demorarse varios años.

Se distingue entre una rabia furiosa y otra paralítica, pero, entre esas posibilidades extremas hay muchas variantes. Cualquiera que sea la forma de la enfermedad, desemboca en la parálisis.

Los primeros signos se manifiestan como simples modificaciones del comportamiento: el perro se vuelve taciturno e inquieto. Obedece con menos rapidez. Busca la soledad. A cortos periodos de calma o de somnolencia suceden fases de excitación. Luego los problemas se acentúan: el animal está siempre en movimiento; por momentos, parece víctima de alucinaciones. La voz, modificada en su timbre, se vuelve quebrada, ronca; el ladrido, corto y repetido, se transforma en alarido prolongado. A continuación, aparecen problemas de sensibilidad general, escalofríos y picores. La deglución se hace progresivamente dificultosa: parece que el perro tenga un hueso en la garganta. El animal acaba por volverse realmente furioso: desgarra los objetos y huye velozmente de la casa de su amo, con la mirada encendida.

En un último periodo se instala una paresia general a la que sucede una parálisis, en principio de la parte posterior y, después de las mandíbulas, que finalmente invade otras regiones. La muerte sobreviene en plena postración.

La evolución siempre es rápida: entre 2 y 10 días (lo más frecuente de 4 a 5 días).

El perro se vuelve taciturno e inquieto

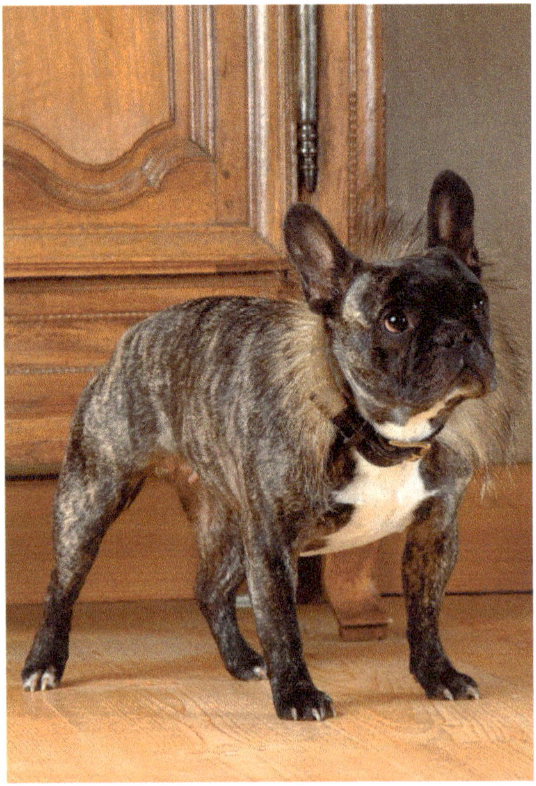

SÍNTOMAS EN EL HOMBRE: NERVIOSOS

La enfermedad aparece tras un periodo de incubación de unos 30 días (variable de 10 días a varios meses). Algunos signos se adelantan al cuadro clínico: dolores, hormigueos en el lugar de la mordedura, ansiedad...

Expresión clínica nerviosa con excitación psicomotriz; distinción artificial entre rabia espástica (lo más frecuente), rabia furiosa (o demencial) y rabia paralítica; polimorfismo clínico; resolución regularmente mortal.

Entre los signos más evocadores, cabe señalar el espasmo hidrofóbico, propio del hombre. La deglucion de líquidos provoca un espasmo faríngeo violento y muy doloroso que bloquea las vías aerodigestivas; esta crisis que se repite a cada tentativa de deglución de líquidos y aterroriza al enfermo hasta el punto de que, con frecuencia, la sola presentación de una bebida basta para provocarla (hidrofobia). La hiperestesia sensorial puede ser igualmente escabrosa, se cierne sobre la nuca o el rostro, y se traduce en una acrofobia generadora de escalofríos, o de espasmos faríngeos.

Los signos generales se agravan en el curso de la evolución, que es breve (la muerte acontece en un periodo de 3 a 6 días).

La rabia de hecho puede adquirir los aspectos más variados y, en ocasiones, mostrar un cuadro absolutamente atípico en el que la hiperexcitación, la hidrofobia o las parálisis pueden faltar, lo que explica que pueda no ser reconocida.

TRATAMIENTO

El tratamiento propiamente dicho, es decir, de la rabia declarada, es ineficaz; se limita a aliviar al moribundo. Todos los intentos de empleo de interferón o de gammaglobulinas antirrábicas han derivado en fracaso. El recurso a técnicas de hibernación artificial permite mantener con vida a los enfermos durante varias semanas, pero las lesiones son irreversibles y la muerte no puede evitarse.

Tratamiento inmediato de la mordedura

En caso de riesgo de infección rábica —por medios químicos o físicos—, y antes de que esta se declare, el mecanismo de protección más eficaz es el tratamiento local de las heridas: la limpieza inmediata con jabón o detergente, seguida de aclarado con agua, o el simple enjuague abundante con agua son indispensables (método recomendado en todos los casos de mordedura, incluso en ausencia de riesgo de infección). A continuación hay que aplicar: bien

Sesión de vacunación © Hermeline/Cogis

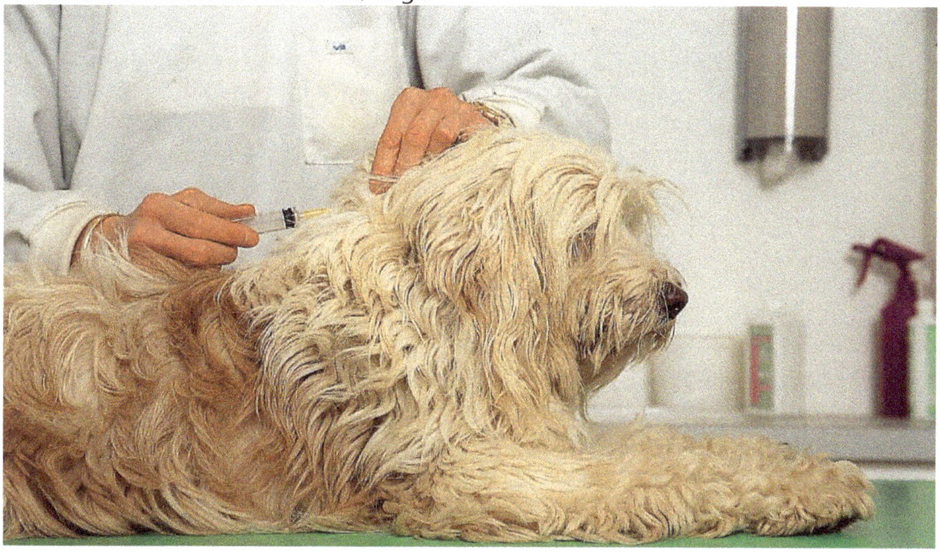

alcohol al 40-70 %, tintura de yodo o una solución yodada, o bien sales de amonio cuaternario al 0,1 %.

Tratamiento (bajo control) médico
Debe ser precedido imperativamente del tratamiento local ya descrito.

A continuación, hay que aplicar suero antirrábico por goteo —en profundidad y por infiltración— alrededor de la herida.

No suturar inmediatamente la herida; si, no obstante, fuera necesaria, aplicar el suero antirrábico localmente, como se ha indicado anteriormente.

Finalmente, si procede, habrá que instaurar un tratamiento antitetánico y administrar antibióticos y otros medicamentos adecuados para combatir infecciones distintas a la de la rabia.

PREVENCIÓN

Vacunación preventiva
Se dirige exclusivamente a personas regularmente expuestas en su profesión; es decir, veterinarios; guardas forestales; taxidermistas; empleados de mataderos; personal de servicios veterinarios, laboratorios de diagnóstico y fabricación de vacunas, así como personal médico de centros de reanimación que puedan recibir a personas afectadas por la rabia...

En la vacunación se aplican dos inyecciones subcutáneas, con un mes de intervalo; después de la segunda, a los 15 días, se hace un análisis de sangre.

A través de una toma de sangre, se valora la respuesta inmunitaria humoral de cada persona vacunada; en función de la tasa de anticuerpos, los recuerdos ulteriores se efectúan entre 1 y 3 años después.

La vacunación preventiva no exime de tratamiento a los infectados, pero estos requerirán un menor número de inyecciones tras la contaminación.

Tratamiento preventivo tras la contaminación
La vacunación poscontaminación emula una competición entre el virus salvaje inoculado por el animal rabioso y la inmunidad proporcionada por las inyecciones repetidas de vacuna antirrábica.

La intervención debe ser, pues, precoz.

La decisión de comenzar o no, así como la elección de sus modalidades (vacunación o serovacunación, número de inyecciones...) corresponden exclusivamente al médico, que debe apreciar el grado de riesgo en que se incurre.

La lucha contra la rabia humana pasa obligatoriamente por la lucha contra la rabia animal, ya que esta enfermedad es una zoonosis «exclusiva». Independientemente de la observación de medidas profilácticas sanitarias, cabe recomendar ciertas precauciones a las personas que se encuentren en ámbitos de enzootia rábica.

Comportamiento preventivo
Es especialmente importante no recoger, acariciar o transportar un animal salvaje. Se han registrado muchos casos de personas que han tenido que seguir un tratamiento antirrábico debido a contactos que hubieran podido perfectamente evitar. Las mismas precauciones deberán tomarse con relación a los cadáveres de animales salvajes en zonas de enzootia.

En caso de mordedura por animal doméstico, es primordial tratar de identificarlo para que sea sometido a un examen veterinario y al control preceptivo.

PARA RECORDAR

Naturaleza de la exposición a la infección	Estado del animal mordedor (vacunado o no)		Tratamiento recomendado
	En el momento de la exposición	Durante los 10 días siguientes a la exposición (a)	
Contacto sin lesión Contacto indirecto Sin contacto	Rabioso		No hay tratamiento
Lamedura de la piel Rascadas o erosiones Mordeduras menores (partes cubiertas de brazos, tronco y piernas)	Sospechoso (b)	Sano	Tratamiento con vacunas Detención del tratamiento, si el animal permanece sano durante 5 días (a-c)
		Rabioso	Tratamiento con vacunas Administración de suero a partir del diagnóstico positivo, prosiguiendo hasta terminar la serie de vacunaciones
	Rabioso, animal salvaje (d) o animal que no ha podido ser puesto en observación		Suero + vacuna
Lamedura de las mucosas Mordeduras importantes (múltiples, o en cara, cabeza, dedos o cuello)	Animal doméstico salvaje (d), sospechoso (b) o rabioso; o animal que no ha podido ser puesto en observación		Suero + vacuna Detención del tratamiento, si el animal permanece sano durante 5 días (a-c)

(a) Los periodos de observación de la tabla se aplican sólo a perros y gatos.
(b) En las regiones de enzootia, en caso de mordedura por parte de un animal no provocado, debe considerarse que este es sospechoso, a menos que el examen de laboratorio (microscopio de secciones de cerebro en florescencia) dé un resultado negativo.
(c) O si el examen microscopio de secciones de cerebro en florescencia da un resultado negativo.
(d) En general, la exposición a los roedores y a los conejos no exige nunca, por así decirlo, tratamiento antirrábico específico.

Zoonosis con manifestaciones diversas

Denominación	Agente	Huésped	Transmisión	Síntomas
Enfermedad de Newcastle	Paramyxovirus	Aves	Respiratoria	Oculares
Leishmaniasis	Leishmania	Cánidos Roedores	Picadura de mosquito	Cutáneos

Enfermedad de Newcastle

DEFINICIÓN: ZOONOSIS VÍRICA

También llamada *neumoencefalitis, pseudopeste aviaria* o *enfermedad de Ranikhet.*

La gravedad de esta dolencia y la rapidez de su propagación son el flagelo de la cría avícola. Puede, efectivamente, afectar a un gran número de especies de aves salvajes o domésticas.

La enfermedad en el hombre es en general benigna.

El virus está muy ampliamente extendido en el mundo. Encontramos la enfermedad en los cinco continentes, pero el africano, el americano y el asiático son los más afectados.

El virus de la enfermedad de Newcastle puede ser clasificado en tres tipos de cepas:

— las que tienen su origen en epizootias muy mortales (mortalidad cercana al 100 %) que se acompañan de una afección visceral o nerviosa asociada o no a diversos problemas respiratorios,

— las que tienen su origen en problemas respiratorios o nerviosos, acompañados de una mortalidad elevada sólo en los jóvenes (mortalidad cercana al 50 %),

— las que tienen su origen en algunos problemas respiratorios, sin mortalidad.

AGENTE PATÓGENO: *PARAMYXOVIRUS*

Pertenece a la familia de los *Paramyxoviridae,* que comprende tres géneros: *Paramyxovirus, Morbillivirus* y *Pneumovirus.*

ANIMALES QUE LA TRANSMITEN: LOS POLLOS Y LOS PAVOS

El pollo y el pavo son las especies aviarias más afectadas por la enfermedad de Newcastle, pero pueden contraerla numerosas especies de

Gallos y gallinas en libertad © Vidal/Cogis

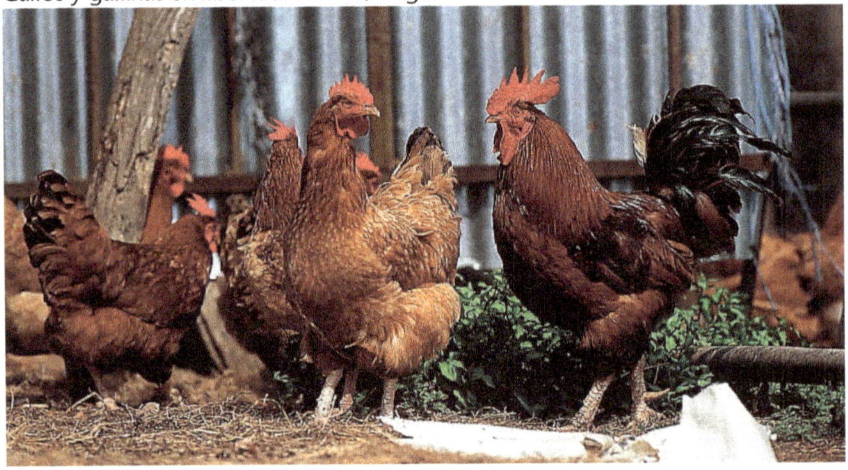

aves. Tras su aislamiento inicial en 1926 (Indonesia) el virus fue aislado en 117 especies distintas de aves, pertenecientes a 17 de los 24 órdenes de la clase *Aves*.

Los mamíferos son, en conjunto, insensibles al virus, pero algunos, como el gato, el ratón o el hombre, son capaces de multiplicar transitoriamente el virus. El huésped está constituido por el conjunto de las aves, tanto si están enfermas, como si son portadoras (vacunadas o no).

MODO DE TRANSMISIÓN: RESPIRATORIA

Los tipos de virus están representados principalmente por las aves enfermas, pero también por las portadoras (sanas, crónicas o vacunadas).

Ciertos mamíferos desempeñarían un papel de transportadores pasivos del virus.

Las secreciones respiratorias y heces constituyen las principales materias virulentas. El virus se propaga de un ave a otra por vía respiratoria, en general, y eventualmente por vía digestiva. El hombre se contamina a partir de aerosoles de materias virulentas (contacto con aves enfermas, productos y objetos impregnados). El personal de laboratorio y el de los mataderos de volatería es el más afectado por la enfermedad.

SÍNTOMAS EN EL ANIMAL: RESPIRATORIOS

Tras una incubación media de 5 a 7 días, gallinas y pavos pueden presentar cuatro formas:

• Sobreagudas: son la causa de una muerte rápida (1 o 2 días). Las aves están abatidas, postradas, anoréxicas; tienen las plumas despeluzadas...

• Agudas, en las que se distinguen tres fases:

— Una de invasión, en que las aves se encuentran abatidas. Pueden presentar cianosis en las mucosas, cuando no hemorragia o edema de la cresta y de las barbas,

— Una de estado, a la que se asocian —o no— problemas digestivos (diarrea verdusca), respiratorios (disnea, estornudos, catarro oculonasal) y una caída muy importante de la puesta,

— Una terminal, que lleva a una agravación mortal o a una curación progresiva y larga. Las aves presentan a menudo secuelas nerviosas y anomalías de la puesta (disminución de la tasa de puesta).

• Subagudas y crónicas: predominan los síntomas respiratorios (catarro oculonasal, complicaciones por microplasmosis...), asociados —o no— a una caída de la tasa de puesta. Es posible, pero raro, que surjan problemas nerviosos y digestivos.

• Asintomáticas frecuentes: la pintada y la codorniz presentan, sobre todo, problemas nerviosos y una ligera diarrea. También se produce un descenso de la tasa de puesta, que puede afectar el 30 % de las codornices. Faisán, perdiz y paloma presentan, las más de las veces, problemas nerviosos (lo normal es que la evolución no sea mortal). La paloma, además de síntomas nerviosos, puede verse aquejada por diarrea —verdusca—, con una mortalidad elevada (del 30 al 40%).

SÍNTOMAS EN EL HOMBRE: OCULARES

Tras una incubación de 1 a 4 días, lo más comúnmente observado es una conjuntivitis unilateral que causa congestión y lagrimeo. La enfermedad se cura al cabo de unas semanas, sin secuelas, o evoluciona hacia una infección generalizada durante algunos días, emulando un síndrome pseudogripal.

TRATAMIENTO

El tratamiento sólo es sintomático, a fin de evitar complicaciones bacterianas.

PREVENCIÓN

Descansa, en los países indemnes, sobre varias medidas:

• Ofensivas, útiles para erradicar la enfermedad cuando aparece un foco, en cuyo caso hay que:

— Sacrificar a todos los individuos afectados, sin efusión de sangre; por ejemplo, mediante gaseado (bromuro de metilo), y destruir sus huevos y sus cadáveres,

— desinfectar los locales y los materiales (sosa al 2 %),

— desinsectación; destrucción de camas y estiércol,

— medidas para evitar la propagación del virus con las actividades humanas (empleo de ropa y calzado de un solo uso; precauciones para evitar la formación de aerosoles, la contaminación de los ojos; uso de guantes, máscara; trabajos en campanas...).

Al tiempo de vacunar las aves, hay que taparse los ojos, la nariz y la boca, utilizando máscaras y gafas de protección.

Si el sacrificio no es total, habrá que asociar a la lucha sanitaria un programa de vacunación.

• La profilaxis médica. En determinados países europeos, se utiliza la vacunación masiva con aerosoles.

Leishmaniasis

Definición: zoonosis parasitaria

La leishmaniasis es una parasitosis debida a un protozoo flagelado del género *Leishmania*. En el hombre, hay diferentes formas: visceral, cutáneomucosa y cutánea, localizada o difusa. Presente en la zona mediterránea, el parásito se multiplica en el intestino del flebotomo (un pequeño mosquito), que puede, a su vez, al cabo de una semana, transmitir los parásitos infecciosos. En entornos urbanos, la leishmaniasis visceral es la más frecuente. Tras una incubación de 1 a 6 meses, el diagnóstico puede ser sugerido por una fiebre irregular, palidez extrema, adelgazamiento, ganglios, agrandamiento del bazo o del hígado.

Agente patógeno: *Leishmania*

Se trata de protozoos del género *Leishmania* (subgéneros *Leishmania* y *Viannia*). Todas las leishmaniasis encontradas en el hombre tienen la misma morfología; la distinción entre las 6 especies y las 15 o 16 subespecies se fundamenta en consideraciones bioquímicas.

La *Leishmania infantum* está presente, por ejemplo, en el sur de Francia, principalmente en la zona mediterránea.

La *Leishmania donovani infantum* es la única que se encuentra en este país europeo; algunos autores también la denominan *L. donovani* o *L. infantum*.

La *L. enrietti*, descrita en el cobaya, sólo existe en Sudamérica.

Animales que la transmiten

La casi totalidad de los mamíferos es receptiva: el hombre, los cánidos (domésticos y salvajes), el gato y los felinos salvajes, los bovinos, los ovinos, los caprinos, los équidos, los roedores...

La *L. donovani* sólo infesta al hombre; es la responsable del «kala-azar», mientras que las otras variedades de la enfermedad afectan igualmente a los animales y se sitúan, pues, en el origen de las zoonosis. El perro es huésped de tres especies (*L. infantum, L. chagasi* y *L. braziliensis*), pero también puede albergar la *L. arabica*, la *L. major, L. panamensis* o la *L. tropica*.

Lo más científico

La Leishmania es un parásito flagelado de tamaño inferior o igual a 12 µm. Prolifera y se diferencia en el intestino delgado de los dípteros hematófagos y luego migra hacia las partes anteriores y bucales de su tracto digestivo.
Mientras se alimentan de sangre, los flebotomos infestados inyectan el parásito bajo la piel de los huéspedes mamíferos. Las Leishmania son redondeadas, ovoides, tienen un diámetro de 3 a 4 µm.
Su citoplasma encierra un núcleo voluminoso redondeado, un kinetoplasto baciliforme muy visible y un pequeño kinetosomo punctiforme, poco visible. Tras la coloración de May Grünwald Giemsa, el citoplasma es violáceo; el núcleo y el kinetoplasto, rojo oscuro. La vesícula y a continuación la célula se rompen. Los parásitos así liberados pasan, por endocitosis, a otra célula fagocitaria mononuclear.

Los vectores son los flebotomos, insectos dípteros. Los adultos, de pequeño tamaño (2 a 3 mm), tienen un color amarillo grisáceo. Sólo las hembras, hematófagas, son capaces de transmitir el parásito. Las especies vectoras de la *L. infantum* y de la *L. donovani* no son más de diez; pertenecen en su mayoría al subgénero *Larroussius*, si bien los subgéneros *Adlerius, Euphiebotomus, Paraphlebotomus* y *Symphlebotomus* también se hallan implicados.

Dejando la India a un lado, donde el hombre es el único huésped de la afección, las leishmaniasis son zoonosis domésticas y/o salvajes.

En cuanto a la leishmaniasis cutánea localizada, la *L. guyanensis* (en la Guayana francesa y en Brasil) y la *L. panamensis* (Panamá) tienen desdentados por huéspedes: el tamanduá y el perezoso de dos dedos. Los de la *L. aethioptica* son los damanes. La *L. mexicana* y la *L. amazonensis* tienen por huéspedes los roedores.

Y, en cuanto a las leishmaniasis cutáneo-mucosas, debidas a *L. braziliensis*, los huéspedes son los cánidos, los équidos, los roedores domésticos y los salvajes.

MODO DE TRANSMISIÓN: POR PICADURA DE MOSQUITO

Las fuentes del agente patógeno son, por una parte, la regurgitación del contenido de la faringe de flebotomos en el momento de la picadura; por otra, la saliva, las secreciones nasales, orina, heces, úlceras cutáneas de los sujetos enfermos.

La transmisión indirecta, por picaduras de flebotomos infestados, es esencial. La contaminación directa es posible cuando se impregna una herida con exudaciones de ulceraciones de perros enfermos, pero el riesgo es muy bajo.

En muchos países de Europa, los dos vectores principales de *Leishmania infantum* son el *Phlebotomus perniciosus* (el más frecuente en el litoral mediterráneo, que presenta una preferencia por el perro) y el *Phlebotomus ariasi*, que ataca igualmente al hombre y el perro.

La transmisión de la enfermedad se realiza con las picaduras del flebotomo hembra (único hematófago), que se contamina picando un animal infestado. El hombre nunca es fuente de parásitos, ya que estos no están presentes en la linfa dérmica. Los flebotomos son activos en verano y por la tarde, especialmente si en las proximidades hay una fuente de humedad. Los perros de pelo largo están tan expuestos como los demás, en la medida en el que el flebotomo puede picar en el hocico o en la región abdominal, donde la piel es bastante más fina y no está recubierta de pelo.

La transmisión directa del parásito del perro al niño es teóricamente posible, por medio de ulceraciones cutáneas, pero es muy rara.

La contaminación del niño tiene lugar de manera indirecta, sobre todo por mediación de la mosca del establo, transmitiendo gérmenes del perro, dado que son numerosos los perros leishmaniáticos asintomáticos.

SÍNTOMAS EN EL ANIMAL: VISCERALES Y CUTÁNEOS

En el perro

Leishmaniasis visceral

La manifestación de la enfermedad depende, entre otros factores, de la edad, del estado general y del grado de inmunidad del animal. El plazo de incubación no se ha fijado bien,

5 o 6 meses, a veces varios años durante los que el perro constituye una fuente de parásitos.

• Manifestaciones generales: se aprecia una apatía con adelgazamiento general y atrofia muscular, particularmente destacada en determinados músculos, que hacen que el animal tenga un aspecto envejecido. Los signos de anemia aparecen progresivamente. En ocasiones, se observan hemorragias digestivas y epistaxis. También se han descrito osteítis.

• Manifestaciones cutáneo-mucosas: aparece una dermitis seca no pruriginosa alrededor de los ojos y sobre la cara exterior de las orejas. En esas regiones, el pelo clarea; la piel es espesa, seca, está recubierta de escamas gris amianto, de gran tamaño (4 a 5 mm). En el 60 % de los casos, esta dermitis se acompaña de úlceras cutáneas que se desarrollan preferentemente en el extremo de las orejas, en el hocico, en las aletas de la nariz, en las comisuras parpebrales y en todos los salientes óseos. Algunos individuos presentan un alargamiento de las garras, que se encorvan.

• Manifestaciones viscerales: todos los ganglios están hipertrofiados, crece el volumen del bazo y su palpación es dolorosa. La nefritis se traduce en una proteinuria a menudo elevada. La hiperuremia, frecuente al final de la evolución, causa la muerte de los animales.

• Manifestaciones oculares: granulomas oculares (papebrales y conjuntivos), quemosis muy intensa, edema córneo.

La enfermedad puede ser mortal en cuestión de meses, pero la mayor parte de las veces evoluciona a lo largo de varios años.

Leishmaniasis cutánea pura

La leishmaniasis a causa de la *L. major* tiene tendencia a la visceralización, pero no puede excluirse una forma cutánea pura, pápulo-ulcerosa. Si el agente de la infestación es la *L. braziliensis* o la *L. major*, la enfermedad, en el perro, por lo general es asintomática, pero se detectan manifestaciones cutáneas en ocasiones (úlceras cutáneas).

En el gato

La leishmaniasis se traduce en signos cutáneos de tres tipos:

— úlceras localizadas en el tórax, la nariz, los párpados y las orejas,

— nódulos en las orejas y la nariz,

— eritema pruriginoso.

Dermitis atópica: test dérmico © Dr. T. Hazan

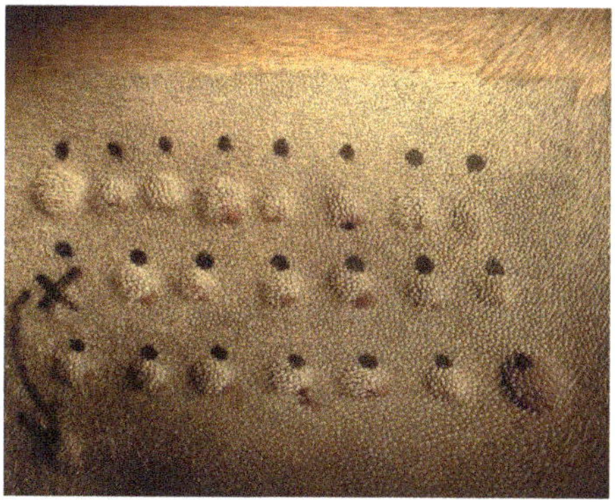

Sangre de perro con parásitos, al microscopio: leishmaniasis © Dr. T. Hazan

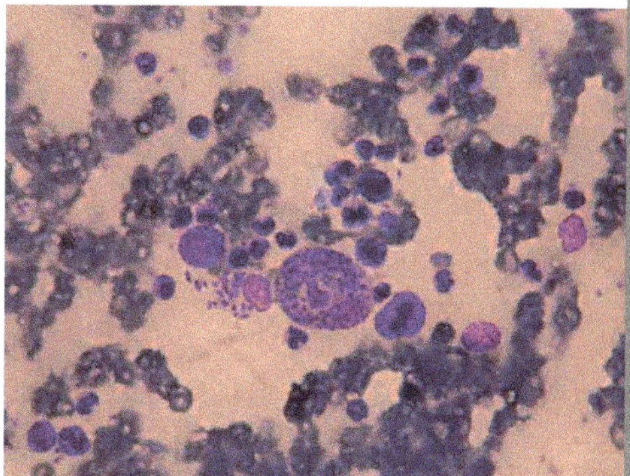

Se han descrito algunas manifestaciones generales:

— afectación del estado general con episodios febriles,

— adenitis localizada o generalizada.

En los cánidos salvajes
El zorro puede manifestar una forma general idéntica a la del perro.

SÍNTOMAS EN EL HOMBRE

El hombre y el perro se someten, ambos, a las picaduras de los flebotomos, pero la infestación no tiene las mismas consecuencias en uno y en otro; el perro desarrolla muy a menudo la enfermedad, mientras que el hombre, por lo general, elimina el parásito o pasa a ser un portador sano del mismo.

Sólo ocurre excepcionalmente que el hombre enferme. Los factores que favorecen el desarrollo de una leishmaniasis en el hombre infestado son de carácter inmunodepresivo (sida, tratamientos inmunosupresores, corticoterapia a largo plazo, tuberculosis, cirrosis, drepanocitosis, etc.). Según la especie de Leishmania en cuestión, la enfermedad reviste en el hombre formas viscerales, cutáneas localizadas, cutáneas difusas o cutáneo-mucosas.

Aunque muchas personas reciban con frecuencia las picaduras de los flebotomos infestados de leishmaniasis, la mayor parte no desarrolla la enfermedad. En cualquier caso, cuando existe inmunodepresión (seropositividad VIH, tratamientos inmunosupresores a consecuencia de transplantes de órganos, afecciones hematológicas cancerosas, enfermedades autoinmunes), la evolución apunta a un desarrollo del cuadro clínico de la enfermedad completo.

Leishmaniasis visceral o «kala-azar»
El «kala-azar» (del sáncrito «enfermedad negra») hace estragos en estado endémico en Asia (India, China), en Sudamérica, en África y en la ribe-

	Subgénero Leishmania		Subgénero Viannia	
Viejo Mundo	L. infantum	L. infantum		
	L. donovani	L. tropica		
		L. major		
		L. gerbili		
		L. arabica		
		L. æthiopica		
Nuevo Mundo	L. chagasi	L. infantum	L. guyanensis	L. braziliensis
	L. infantum	L. mexicana	L. naiffi	
		L. amazonensis	L. lainsoni	
	LV	LCL	LCD	LC/LCM

La L. chagasi es posiblemente la L. infantum, importada a América.
LV: Leishmaniasis visceral.
LC: Leishmaniasis cutánea.
LCL: Leishmaniasis cutánea localizada.
LCD: Leishmaniasis cutánea difusa.
LCM: Leishmaniasis cutáneo-mucosa.

ra mediterránea. Algunos focos de leishmaniasis cutánea pueden albergar formas viscerales. En Francia, el 78 % de los casos de «kala-azar» se ven antes de 4 años. La picadura del flebotomo es dolorosa, pero no deja señal. La incubación media es de 1 a 6 meses. El síntoma más frecuente y el más precoz es una fiebre irregular, moderada pero persistente, a lo largo de toda la evolución de la enfermedad. Se observa esplenomegalia, hepatomegalia y adenomegalia; así como pancitopenia —subsiguiente a la multiplicación de parásitos en la médula ósea— e hipergammaglobulinemia. Sin tratamiento, la enfermedad es mortal tras una larga evolución, salvo en casos de complicaciones graves, en los que la muerte acaece antes. Sin embargo, se han registrado numerosos casos atípicos. La fiebre puede estar ausente al principio; la esplenomegalia puede constreñirse a un periodo de la enfermedad o no producirse. Se observan formas particulares con síndrome nefrótico, manifestaciones oculares (hemorragias retinianas, iridociclitis) o pulmonares. En las personas inmunodeprimidas, se han descrito las siguientes formas clínicas: digestivas (gastritis pseudoulcerosa, diarrea, malabsorción), cutáneas (lesiones papulosas), pluropulmonares...

Leishmaniasis cutáneas localizadas

Se aprecia una ulceración, de contorno oval o redondeado, limitada por un burlete inflamatorio periférico que sobresale, rico en parásitos. Estas lesiones, localizadas en el punto de la inoculación del parásito por el flebotomo, son indoloras y tienen una evolución crónica, con curación espontánea tras un plazo de varios meses o incluso años.

Sea espontánea o posterior a causa del tratamiento, la curación lleva pareja una cicatriz indeleble.

Leishmaniasis cutáneas difusas

En el conjunto del cuerpo se aprecia la presencia de nódulos diseminados; aunque inicialmente están aislados, puede darse el caso de confluir en placas amplias.

Leishmaniasis cutáneo-mucosas o espundia

Evolucionan en dos estadios sucesivos: lesión cutánea primaria (idéntica a la encontrada en las leishmaniasis cutánea localizada), seguida eventualmente de una afección secundaria de las mucosas faciales. Una vez curada la lesión primaria, la enfermedad permanece no aparente durante largos meses, numerosos años, incluso toda la vida del sujeto. Pero, en un porcentaje importante de casos, se produce una afección de las mucosas faciales. Empezando en la mucosa nasal, se extiende a continuación por las mucosas bucales, faríngeas y laríngeas. El proceso patológico, muy destructor, puede conducir a mutilaciones faciales severas.

La incubación es de 15 días a 2 meses. Las lesiones pueden situarse en lugares expuestos a las picaduras de flebotomos, principalmente en la cara, los brazos y las piernas. Las lesiones cutáneas se presentan en forma de una o más pápulas rojizas, que se ulceran y remiten después espontáneamente al cabo de un periodo de entre 3 y 6 meses. Sin embargo, pueden aparecer complicaciones con adenopatías satélites, extensión a las mucosas bucales, en los sujetos cuyo sistema inmunitario es insuficiente o incompleto, y pueden acompañarse entonces de sobreinfección bacteriana. Así, se han observado casos rarísimos de afección de la mucosa nasal, con formación granulosa, úlcera y sangrado, con obstrucción ocasional del orificio nasal y epistaxis. La rinitis, en casos graves, puede ir acompañada de una perforación de los cornetes nasales.

TRATAMIENTO

En los animales, sólo puede plantearse la utilización de productos específicos, cuando la actividad funcional del hígado y del riñón son correctas, ya que son tóxicos para estos órganos. En determinados países europeos, se dispone del antimoniato de N-metilglucamina. El tratamiento consiste en inyecciones (de 15 a 20). En el hombre, se utilizan medicamentos de la familia de los antimónicos. Tienen efectos secundarios importantes. Se recomienda un tratamiento cuya duración sea al menos de 20 días. Se utiliza la pentamidina o la anfotericina B; la primera entraña riesgo de diabetes; la segunda tiene toxicidad renal. La incorporación de la anfotericina B en los liposomas permite reducir su toxicidad, conservando su actividad antileishmaniática. La adjunción de interferón gamma, especialmente en los inmunodeprimidos, potencia la acción de los antileishmaniáticos.

El tratamiento de la leishmaniasis visceral, tanto en el hombre como en el animal, apunta en principio a un derivado del antimoniato, la meglumina, en inyecciones intramusculares o en perfusiones intravenosas lentas. Son frecuentes los fracasos en el perro, que continúa portando el parásito y recae al cesar el tratamiento. La repetición de curas de antimoniato de N-metilglucamina en el perro selecciona cepas resistentes susceptibles de ser transmitidas por los flebotomos a otros perros y al hombre. En caso de resistencia, otros dos productos son eficaces: la pentamidina y la anfotericina B en perfusión. La asociación de interferón gamma y quimioterapia, actualmente, es la terapéutica más eficaz. El interferón gamma es una citoquina producida por el sistema inmunitario, que, a diferencia de los interferones alfa y beta, activa los macrófagos cargados de defensas inmunitarias contra los agentes infecciosos. La profilaxis general implica la detección y el tratamiento de huéspedes de virus (perros), así como la eliminación de flebotomos.

PREVENCIÓN

Para limitar los riesgos de contaminación directa, es preferible el sacrificio de los perros infestados que presentan lesiones cutáneo-mucosas abiertas. Los propietarios deberán evitar ir de vacaciones con ellos a zonas de riesgo o sacarlos al final del día en verano en las zonas de endemia. Para luchar contra los vectores, se aplicarán insecticidas mediante pulverización en las zonas de endemia, inmediatamente antes del periodo anual de densidad vectora máxima y hasta el fin de la estación de proliferación de flebotomos. Se utilizarán difusores eléctricos en el interior de los edificios.

En Europa, siendo el número de perros particularmente importante, es primordial que la enfermedad sea detectada rápidamente por el veterinario.

ANEXOS
Cuadros-resumen y generalidades

Zoonosis con manifestaciones generales

Síntomas en el animal	Con frecuencia desapercibidos.
Síntomas en el hombre	Deterioro del estado general, afección del hígado, del bazo, del músculo, fiebre, aumento de los ganglios, artritis.
Contaminación	Vía oral, por contacto, inhalación.
Agente	Parásito (a menudo), virus.
Prevención	Usar guantes en la limpieza del habitáculo del animal (cama, cajón...).
	Vermifugar los animales domésticos.
	Prestar atención al juego en las zonas de arena.
	Velar por la higiene del animal de compañía.
	Combatir los artrópodos hematófagos.
	Lavarse las manos.
	No llevarse las manos a la boca (niños).
	Cercar los jardines/huertos.
	No tocar animales muertos, en la naturaleza.
	Lavar los vegetales.
	Cocer bien la carne.
	Respetar el calendario de vermifugaciones de gatos y perros.
	Curarse las heridas de las manos.
	Prestar atención a la limpieza de las jaulas de los pájaros (utilizar máscara).
	Luchas contra los roedores.
	Estar atentos en las adquisiciones de pájaros: informarse sobre su origen.
	Protegerse de los mosquitos.
	Combatir las garrapatas.
	Vacunarse mientras sea posible.
Tratamiento	Corticoides, antihistamínicos, antibióticos (gentamicina, espiramicina).

CALENDARIO DE VERMIFUGACIONES DE LOS GATOS Y DE LOS PERROS

De 2 a 8 meses
Todos los meses

Más de 8 meses
Cada 6 meses

Para las hembras reproductoras
En la época de apareamiento
10 días antes del alumbramiento
10 después del alumbramiento
Un mes después del destete

Zoonosis con manifestaciones digestivas

Todas las enfermedades o todos los parásitos transmitidos por los animales pueden ocasionar en el hombre síntomas digestivos o afectar un órgano de la cavidad abdominal (hígado...).

EN EL EXTERIOR

Cuidado con los juegos en las zonas de arena sucias, con los baños en aguas contaminadas, con el consumo de frutos silvestres.

Síntomas en el animal	Diarrea, vómitos.
Síntomas en el hombre	Diarrea, vómitos, náuseas, dolores abdominales, problemas debidos a la afección de un órgano (hígado: ictericia).
Contaminación	Vía oral: ingestión directa del agente (dedos en la boca), ingestión del animal (consumo de carne), ingestión de productos derivados (leche...).
Agente	Gusanos digestivos de los gatos y de los perros, parásitos de los animales de explotaciones ganaderas y similares, bacterias, virus.
Prevención	Lavarse las manos.
	Vermifugar los animales domésticos.
	Respetar las reglas de ingestión de alimentos (no consumir «animales» no controlados, cocer bien la carne, lavar los vegetales).
	Limpiar las «camas» (ponerse guantes, lavarse las manos).
	Educar a los niños pequeños (no llevarse las manos a la boca, no dejarse lamer por los animales, lavarse las manos).
	Contacto con los animales domésticos: evitar todo contacto con la boca.
Tratamiento	Lucha externa contra los parásitos, tratamiento sintomático, lucha contra las bacterias con antibióticos (estreptomicina, tetraciclinas, cloranfenicol, gentamicina, flumequina), lucha con antiprotozoos (metronizadol, albendazol, fenbendazol), lucha antiparasitaria (praziquantel, mebendazol).

Los animales albergan numerosos gusanos intestinales de los cuales algunos pueden infestar al niño. Como algunas de estas enfermedades pueden ser graves, conviene observar reglas de higiene estrictas en presencia de animales y vermifugarlos regularmente.

Los cachorros de perros y gatos deben vermifugarse desde la edad de 10 o 15 días, cuatro veces consecutivas, con intervalos de 15 días, y regularmente todos los meses hasta la edad de 6 meses.

El animal adulto ha de ser vermifugado de dos a cuatro veces por año, según sus condiciones de vida (medio rural, medio urbano, piso).

La perra o la gata gestante debe ser vermifugada sistemáticamente el día 40 de la gestación y 10 o 15 días después del parto. Los vermífugos se presentan de distintas maneras: comprimidos, papillas orales apetentes contenidas en jeringas graduadas (suplementos vitamínicos), productos inyectables, y se administran en una o varias tomas, según el producto.

CALENDARIO DE VERMIFUGACIONES DE LOS GATOS Y DE LOS PERROS

De 2 a 8 meses
Todos los meses

Más de 8 meses
Cada 6 meses

Para las hembras reproductoras
En la época de apareamiento
10 días antes del alumbramiento
10 después del alumbramiento
Un mes después del destete

ELECCIÓN DEL VERMÍFUGO

Espectro, presentación, posología y efectos secundarios: cuatro nociones que son esenciales para una máxima eficacia.

El espectro
La mayor parte de los vermífugos son polivalentes, actúan sobre los nematodos y los cestodos. Para los tricuros, el espectro ha de ser específico.

La presentación
Hay vermífugos en comprimidos, en gel, líquidos (jarabe).

La posología
Se establece siempre en función del peso; en cambio, la duración de la acción puede variar. La toma debe realizarse una sola vez, o bien en varios días sucesivos.

Los efectos secundarios
Posibilidad de riesgos de diarrea unas horas después de la toma del vermífugo.

LOS HELMINTOS		
Nematodos (gusanos redondos)	Áscaris	Toxocara canis
		Toxocara cati
		Toxascaris leonina
	Anquilostomas	Ankylostoma caninum
		Uncinaria stenocephala
		Ankylostoma tubaformae
	Tricuros	Trichuris vulpis
Cestodos (gusanos planos)	Dipylidium caninum	
	Tenia tenia	
	Echinococcus granulosus	

LOS CESTODOS

Los gusanos planos son machos y hembras.
Para propagarse, los cestodos necesitan de un huésped intermediario en el ciclo. Por ejemplo, el Dipydilium tiene por huésped la pulga; la tenia, los roedores.

Proceso de contaminación de los cestodos
Los segmentos grávidos (con huevos) → eliminados en el medio exterior con las deposiciones → liberación de los huevos → ingestión por el «huésped intermediario» ingestión del huésped intermediario (o carne) por el perro.

LAS PULGAS

Los estadios de evolución
Adulta: la pulga adulta no está en el perro más que un 10 % de su tiempo.
Huevos: la pulga pone miles de huevos en el entorno.
Larvas: los huevos evolucionan a larvas tras una incubación de 2 a 12 días.
Capullos: las larvas pasan por un estadio muy difícil de destruir, el capullo.
Huevos, larvas y capullos evolucionan en el medio exterior.

El entorno
La importancia de la lucha desde el exterior resulta evidente una vez analizado el ciclo de estos parásitos. La pulga pasa la mayor parte del día en la moqueta, los revestimientos de madera y las camas. Se puede encontrar en todos los estadios: adulta, huevo, larva, capullo. El producto que se utilice como tratamiento debe, por tanto, actuar en todas las fases del ciclo.

El tratamiento
Insecticidas (acaban con los insectos adultos), ovicidas (destruyen los huevos) y larvicidas (destruyen las larvas).

Es necesario aplicar el tratamiento al mismo tiempo al animal y al entorno, pues la pulga pasa más tiempo en el exterior que en el animal.

LOS NÉMATODOS

Proceso de contaminación de los áscaris
En el intestino delgado, para los perros y los gatos: huevos de Toxocara → ingestión por el cachorro → migración de las larvas → forma adulta inmadura → intestino adulto maduro → multiplicación → macho + hembra → huevos → excreción en las deyecciones.

Proceso de contaminación de los anquilostomas
En el intestino delgado, para los perros y los gatos (los anquilostomas son hematófagos; se nutren de sangre): adultos en el intestino delgado → huevos eliminados en las deposiciones larvas en el medio exterior → ingestión por el perro o gato (o pase a través de la piel) → circulación sanguínea → pulmones expectorados → engullidos nuevamente → intestino delgado adulto.

Proceso de contaminación de los tricuros
En el intestino grueso, para los perros (los tricuros son hematófagos; se nutren de sangre): huevos → ingestión por el perro → larvas en el tubo digestivo → pared intestino delgado → migración en el intestino grueso → adulto maduro.

Zoonosis con manifestaciones cutáneas

Síntomas en el animal	Prurito, depilación, costras.
Síntomas en el hombre	Prurito, lesiones varias (eritema, trayectos sinuosos, enrojecimientos), dolores, adenopatías, absceso.
Contaminación	Contacto simple, por infección (mordedura, arañazo).
Agente	Hongos, bacterias, parásitos.
Prevención	Higiene, lucha contra los mosquitos, desinfección.
Tratamiento	Griseofulvina, antibióticos, antiparasitarios.

Zoonosis con manifestaciones cutáneas y otros signos

Síntomas en el animal	Nódulos subcutáneos, eritemas.
Contaminación	Contacto simple, por infección (mordedura, arañazo).
Agente	Hongos, bacterias, parásitos.
Prevención	Lucha contra los mosquitos, las garrapatas, tratamiento antiparasitario.
Tratamiento	Antibiótico específico.

Zoonosis con manifestaciones neurológicas

Síntomas en el animal	Nerviosismo.
Síntomas en el hombre	Rigidez en la nuca, pérdida de reflejos, meningitis, hidrofobia, agitación.
Contaminación	Contacto simple, por infección (mordedura, arañazo).
Agente	Virus, Listeria monocytogenes.
Prevención	Lucha contra los insectos y picaduras; cumplimiento del calendario de vacunaciones.
Tratamiento	Antibiótico específico o sintomático.

ÍNDICE

www.ingramcontent.com/pod-product-compliance
Ingram Content Group UK Ltd.
Pitfield, Milton Keynes, MK11 3LW, UK
UKHW061810111026
15625UKWH00045B/481

9 798899 564529